谨以此书庆祝

首都医科大学附属北京胸科医院建院 70 周年。

百年防痨宣传图集

主 编 李 亮 逢 宇

副主编 高静韬 杜 建 唐俊舫 段鸿飞

编 委（按姓氏笔画排序）

丁卫民	丁虹琬	马 丽	马千慧	马剑雄	马姣洁	马晓格
王 刚	王 起	王 毳	王 聪	王卫华	王枭冶	王晓萌
王煜童	王撷秀	车南颖	卢水华	叶 寰	丛 林	朱 钧
朱建良	刘 贵	刘 洋	刘 辉	刘 慧	刘玉琴	刘宇红
刘建雄	刘秋月	刘爱梅	刘梦晗	刘锦程	刘睿超	闫晓婧
汤 伟	孙 勤	孙玙贤	孙珊珊	阳世雄	杜 建	杜 娟
杜 鹃	李 刚	李 坤	李 亮	李 萱	李 锋	李月华
李发斌	李志丽	李尚伦	李珊珊	杨新婷	吴 琦	吴 璇
吴于青	吴妹英	吴树才	吴思慧	吴桂辉	邱万成	沙 巍
沈 鑫	宋言峥	张 凡	张 帆	张 健	张 越	张 雷
张丹宇	张文龙	张立杰	张建立	张新勇	张福真	陆 伟
陆 宇	陆敬儒	陈 彬	陈力舟	陈晓红	林明贵	易 星
竺丽梅	金 峰	郑兰兵	郑继芳	赵 艳	胡锦兴	要鹏韬
钟 球	段鸿飞	侯代伦	侯志丽	逢 宇	弭凤玲	姚 强
秦 娜	秦明洋	耿 燧	耿肖楠	聂文娟	徐 冰	徐旭卿
徐凯进	徐金田	高孟秋	高静韬	郭永芳	郭树良	唐佩军
唐俊舫	唐神结	黄海荣	曹 阳	常秀军	崔俊伟	康乃民
梁建琴	彭 鹏	董 伟	董永康	蒋贤高	韩利军	傅衍勇
焦 媚	舒 薇	谢 娜	綦迎成	蔺 刚	裴 异	谭耀驹
熊 瑜	潘丽萍					

人民卫生出版社

·北京·

图书在版编目（CIP）数据

百年防痨宣传图集 / 李亮，逄宇主编. -- 北京：
人民卫生出版社，2025. 2. -- ISBN 978-7-117-37668-6

Ⅰ. R52–64

中国国家版本馆 CIP 数据核字第 2025ZR3630 号

人卫智网	www.ipmph.com	医学教育、学术、考试、健康，
		购书智慧智能综合服务平台
人卫官网	www.pmph.com	人卫官方资讯发布平台

百年防痨宣传图集

Bainian Fanglao Xuanchuan Tuji

主　　编：李　亮　逄　宇
出版发行：人民卫生出版社（中继线 010-59780011）
地　　址：北京市朝阳区潘家园南里 19 号
邮　　编：100021
E - mail：pmph @ pmph.com
购书热线：010-59787592　010-59787584　010-65264830
印　　刷：北京盛通印刷股份有限公司
经　　销：新华书店
开　　本：787 × 1092　1/16　印张：12
字　　数：285 千字
版　　次：2025 年 2 月第 1 版
印　　次：2025 年 2 月第 1 次印刷
标准书号：ISBN 978-7-117-37668-6
定　　价：146.00 元

打击盗版举报电话：010-59787491　E-mail：WQ @ pmph.com
质量问题联系电话：010-59787234　E-mail：zhiliang @ pmph.com
数字融合服务电话：4001118166　E-mail：zengzhi @ pmph.com

前　言

　　结核病是主要经呼吸道传播的慢性传染病，是全球最主要的公共卫生挑战之一。全球每年新发结核病例近 1 000 万，死亡 200 万~300 万。我国是全球结核病高负担国家，每年新发结核病例近 80 万。控制和终结结核病的流行，保护人民群众健康，始终是一项艰巨而光荣的使命。

　　在众多控制结核病的措施中，发现传染源、切断传播途径、保护易感人群是核心。控制结核病流行，需要政府、医务人员和全社会的共同参与和努力。其中，开展结核病宣传，让社会大众更多了解结核病、熟悉结核病尤为重要。

　　结核病宣传工作方式灵活，形式多样，效果明显，在控制结核病的工作中发挥了巨大作用，一直受到政府、专业机构和人员的重视。不同时期、不同机构都出版和发行了大量结核病宣传材料。本书收集和整理了一百年来有关结核病宣传的各种材料，共分为十章，内容分别为防痨标志、防痨邮票、防痨宣传卡、防痨画册、防痨幻灯、防痨展板、防痨火花、防痨歌曲、防痨宣传画、专家题词等，包括五百多幅图片。主要目的是供结核病防治工作者在宣传过程中参考和借鉴。同时，这些材料本身也是很好的历史资料，通过它们可以了解不同时期结核病防治机构的工作方式和历史，今天读来依然亲切和熟悉。

　　2024 年年底，国家疾病预防控制局等九部委联合发布《全国结核病防治规划 2024—2030 年》，为今后结核病的防治工作提供了方向。在六大防治措施中，第六条就是"强化社会动员，广泛开展宣传"。希望本书的出版，能够为国家规划的宣贯和实施贡献一份力量。

　　控制结核病，需要你我他。

李亮

2024 年 12 月

谨以此书庆祝首都医科大学附属北京胸科医院建院70周年。

目　录

谨以此书庆祝首都医科大学附属北京胸科医院建院70周年。

第一章 防痨标志

第一节 国际防痨标志

国际防痨标志是家喻户晓的"双红十字"。其实,"双红十字"最早来源于基督教,含有保护意义,在与基督教有关的建筑、印刷品中普遍存在。1099 年,法国洛林王子占领耶路撒冷,在军旗上使用"双红十字","双红十字"一度成为法国军队的标志。

1902 年 10 月 23 日,第四次国际结核病会议在德国柏林召开。时任国际防痨协会秘书长的法国医生吉尔贝·塞西隆(Gilbert Sersiron)认为国际防痨运动应该有一个统一的标志。他提议使用洛林军队"双红十字"作为国际防痨标志。塞西隆的提议被大会接受。不过,一直到 1928 年 9 月,在罗马召开的第六届国际结核病会议才正式通过该标志为国际防痨联盟标志的提议。这样"双红十字"便成了国际防痨运动的标志(图 1-1)。该标志意味着:人类团结一致防控结核病;防痨工作者给结核病患者和家属带来援助、安慰和希望。

自此以后,这一标志逐渐为全球所采用(图 1-2)。

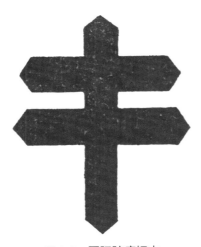

图 1-1 国际防痨标志

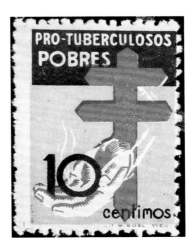

图 1-2 防痨邮票上的防痨标志

第二节 我国防痨标志

近代防痨运动在我国开展以后,多采用国际防痨标志(图 1-3～图 1-5)。

中国防痨协会成立于 1933 年,后因战乱停止活动。1948 年 1 月 28 日,各地防痨协会代

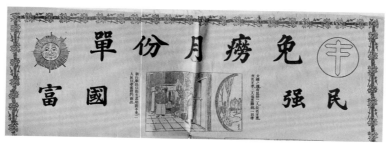

图 1-3　发行于 1917 年的防痨年历上，可见防痨标志

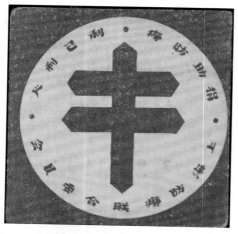

图 1-4　防痨附捐邮票宣传资料上的防痨标志
（20 世纪 40 年代）

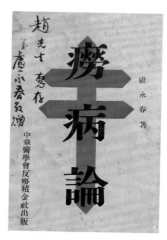

图 1-5　图书上的防痨标志（20 世纪 30 年代）

表在上海召开会议，决定重组中国防痨协会。作为我国防痨事业奠基人之一的吴绍青教授在会上提出，防痨标志一直沿用国外样式，我们应该有自己的防痨标志，体现民族特色。该建议得到一致认可。中国防痨协会专门成立"中国防痨标志设计委员会"，成员包括吴绍青、裘祖源、陈湘泉、陆梅僧等 10 余人。1948 年秋，该委员会在上海市防痨协会第一肺病医院召开会议，决定采用陆梅僧设计的新防痨标志："双十字"两"横"的两端微微翘起，类似中国古建筑的"起檐"结构（图 1-6），并发布新标志标准（图 1-7）。此后，该标志得到广泛使用。

　　1953 年 9 月，中国防痨协会正式决定采用该标志作为中国防痨协会标志。

　　1987 年，随着中国防痨协会恢复加入国际防痨协会，再次使用国际防痨协会的"双红十字"标志。

　　从 1948 年到 1987 年的近 40 年间，我国一直采用这种"起檐"式的、极具中国特色的"双红十字"标志（图 1-8、图 1-9）。

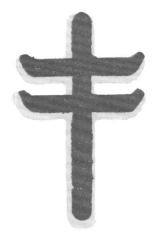

图1-6 具有中国特色的防痨新标志

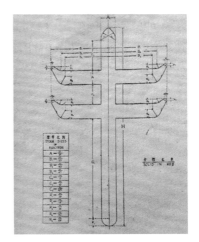

图1-7 防痨新标志标准

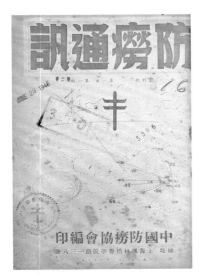

图1-8 《防痨通讯》创刊号上的防痨标志
（1948年6月）

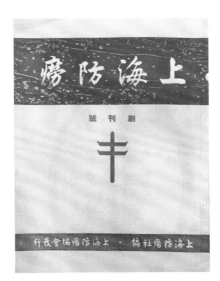

图1-9 《上海防痨》创刊号上的防痨标志
（1951年6月）

第三节 防痨徽章

徽章是一种富有特色的纪念物品。在徽章上印上防痨标志,用于结核病宣传或纪念,成为一道独特的历史风景线(图1-10～图1-20)。

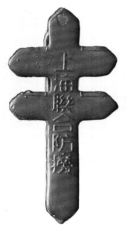

图 1-10 上海联合防痨委员会徽章
(1947年)

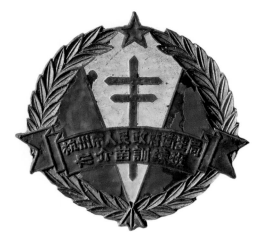

图 1-11 杭州市卫生局卡介苗训练班徽章
(20世纪50年代初)

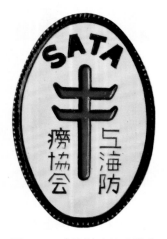

图 1-12 上海防痨协会徽章

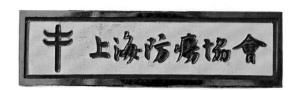

图 1-13 上海防痨协会徽章

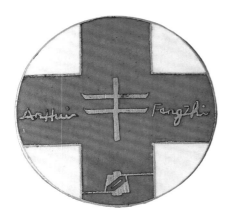

图 1-14 安徽省结核病防治徽章

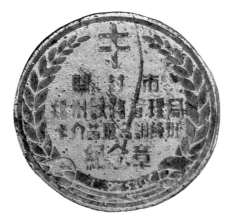

图 1-15 开封市郑州铁路管理局卡介苗联合训练班纪念章（20 世纪 50 年代初）

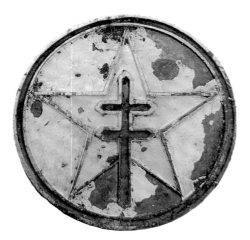

图 1-16 武汉市卡介苗培训班徽章（20 世纪 50 年代初）

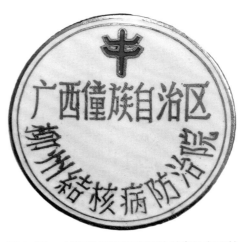

图 1-17 广西柳州结核病防治院（现广西壮族自治区胸科医院）徽章

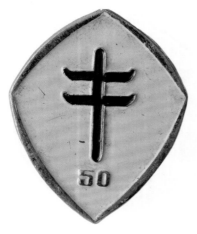

图 1-18　中国防痨协会成立 50 周年
纪念徽章（1983 年）

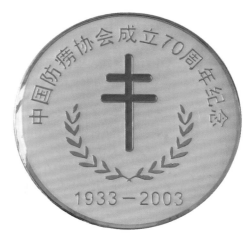

图 1-19　中国防痨协会成立 70 周年纪念徽
章（2003 年）

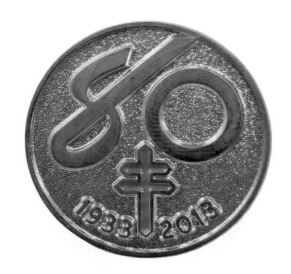

图 1-20　中国防痨协会成立 80 周年纪念徽章
（2013 年）

第二章　防痨邮票

第一节　概　　述

　　防痨邮票,是指用于防痨目的的邮票或邮票类似物。按照使用目的不同,主要分为三大类,即防痨普通邮票、防痨附捐邮票和防痨票。

　　1. **防痨普通邮票**　邮票的内容或图案与防痨有关。简称"防痨普票"(图2-1)。

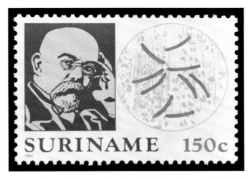

图 2-1　《罗伯特·科赫发现结核杆菌一百周年》纪念邮票(苏里南 1982 年)

　　2. **防痨附捐邮票**　在邮票规定面值外附加一定数额的面值用于防痨工作(图2-2、图2-3)。

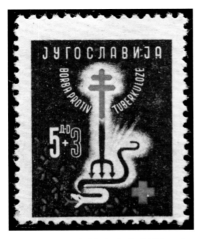

图 2-2　南斯拉夫防痨附捐邮票

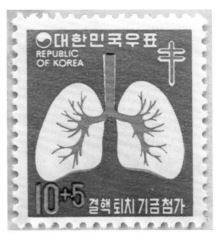

图 2-3　韩国防痨附捐邮票

3. **防痨票**　用于防痨宣传和募捐的一种类似邮票的小贴画,没有面值。严格意义来说防痨票不是邮票,是一种邮票类似物。主要在基督教国家发行,时间多在圣诞节前后,题材也大多与耶稣诞生有关(图2-4、图2-5)。

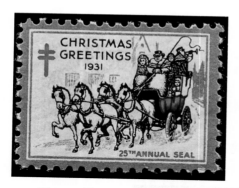

图2-4　美国防痨票(1931年)

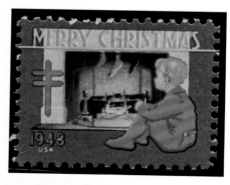

图2-5　美国防痨票(1948年)

第二节　我国的防痨普通邮票

中华人民共和国发行的防痨普通邮票是1982年发行的《罗伯特·科赫发现结核杆菌一百周年》纪念邮票。邮票主要由科赫头像、培养基、显微镜以及结核杆菌形状构成(图2-6)。同时发行首日封(图2-7)。

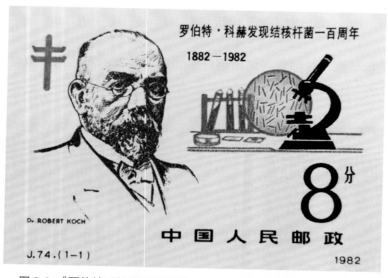

图2-6　《罗伯特·科赫发现结核杆菌一百周年》纪念邮票(1982年)

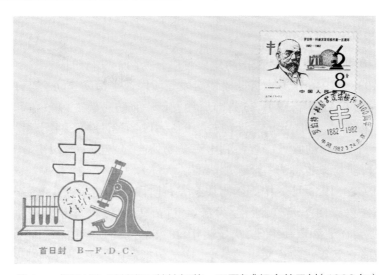

图2-7 《罗伯特·科赫发现结核杆菌一百周年》纪念首日封（1982年）

第三节 我国的防痨票

一、我国防痨票的诞生

1938年11月，上海防痨协会成立。由施肇基、颜惠庆等发起，上海防痨协会在上海白利南路（今长宁路）37号成立防痨医院，病床100张。防痨医院是当时上海乃至全国最大的结核病医院（图2-8）。医院资金来源主要是募捐和会员捐赠。

由于战乱收容难民较多，医院经费来源不足，经营困难。为了解决这一问题，上海防痨协会借鉴国外经验，决定于1938年12月25日发行防痨票（当时称之为"耶诞防痨花签"），以缓解医院经营困境，并促进防痨工作的开展。由此，中国第一套防痨票在上海诞生。此后10余年几乎每年都发行防痨票。

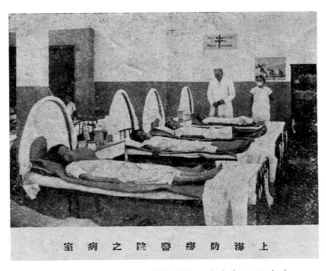

图2-8 上海防痨医院的病房和患者（1948年）

二、我国防痨票的发行

根据发行机构和时间的不同,我国防痨票可以分为两个发行阶段。

第一阶段(1938—1946 年):上海防痨协会发行阶段。上海防痨协会于 1938 年 12 月 25 日开始发行防痨票,以后每年 12 月 25 日前后均发行一张防痨票。1945 年和 1946 年没有发行新票,分别在 1940 年、1941 年旧票上加盖"1945""1946"等字样。上海组织多种形式的义卖活动(图 2-9)。防痨票的收入一度占到上海防痨协会经费的一半以上。其间一共发行 9 套防痨票。该阶段防痨票也称为"圣诞防痨票"。

第二阶段(1948—1953 年):中国防痨协会发行阶段。1947 年冬,上海市防痨协会联合委员会决定以后防痨票由圣诞节发行改为新年发行,因此 1947 年未发行防痨票。1948 年 1 月,中国防痨协会在上海重新组建,决定将 1948 年新年防痨票由中国防痨协会发行。中国防痨协会专门成立新年防痨章义卖委员会,成员包括欧阳静戈、陆梅僧、艾德敷、潘垂统、袁刚中等。由全国各地防痨协会负责义卖,其中上海 6 万枚,青岛 2 万枚,芜湖 5 000 枚,北平、苏州、嘉兴各 4 000 枚,云南、宁波、武进、广州各 2 000 枚,天津、重庆、杭州、成都各 1 000 枚。所卖经费 20% 归总会,80% 归各地分会。到 1953 年,中国防痨协会经费全部由政府支付,不再需要自行筹集,故防痨票结束发行。这段时间累计发行防痨票 6 套。此阶段防痨票也称为"新年防痨票"。

我国防痨票的发行历经 16 年,起始于 1938 年,至 1953 年结束,累计发行 15 套防痨票。防痨票作为一种特殊的防痨宣传和募捐形式,在我国结核病防治历史上留下浓墨重彩的一笔。

三、新年防痨券

为了配合防痨票的发行,1948 年开始中国防痨协会专门印制新年防痨券,供大额捐赠使用。券面面值分别为 25、50、100、200、500、1 000 元等(图 2-10~图 2-12)。防痨券设计非常精美。

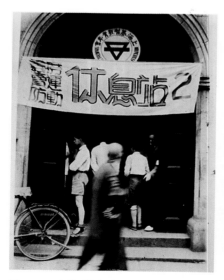

图 2-9 上海学生志愿者义卖防痨票,并设置休息站

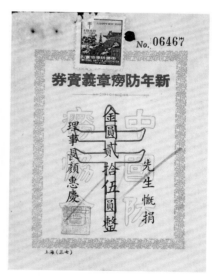

图 2-10 新年防痨章义卖券(25 元面值)(1949 年)

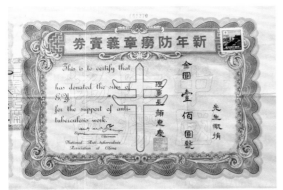
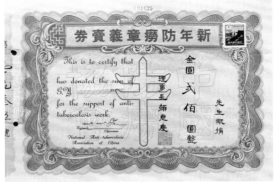

图 2-11 新年防痨章义卖券（100 元面值）（1949 年） 图 2-12 新年防痨章义卖券（200 元面值）（1949 年）

四、各年度防痨票

（一）1938 年防痨票

上海防痨协会发行，国际水星印刷公司（Mercury Press International）承印。印量 20 万枚。大小 55mm×38mm，齿孔 10.5 度～11 度（随机）。每枚 2 分法币，销售 8.707 万枚。该防痨票设计简单，以墨绿色为主色调，中间为红色中英文"防痨"字样。设计者没有标记发行机构和时间，估计当时尚没有每年连续发行的计划（图 2-13）。该年度防痨票由于年代较为久远，相对罕见。整版票共 50 枚（10 枚×5 组）。

（二）1939 年防痨票

上海防痨协会发行，顾子超设计，国际水星印刷公司（Mercury Press International）承印。印量 100 万枚。大小 22mm×25mm，齿孔 13.5 度。每枚 4 分法币，销售 42.958 万枚。该防痨票图案为红蓝绿色，蓝色背景，以四只雄赳赳行走的公鸡为主图案，蓝绿色调对比鲜明（图 2-14）。整版票共 100 枚（10 枚×10 组）。

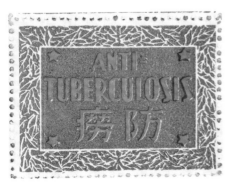
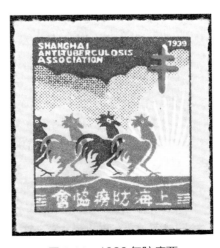

图 2-13 1938 年防痨票 图 2-14 1939 年防痨票

（三）1940 年防痨票

上海防痨协会发行，U M Tavella 女士设计，Kelly & Walsh Limited 公司承印。印量 120 万枚。大小 21mm×28mm，齿孔 11 度。每枚 5 分法币，销售 32.17 万枚。该防痨票色调为红色、蓝色和灰色，以防痨标志耸立于地球上为主图案（图 2-15）。整版票共 100 枚（10 枚×10 组）。

（四）1941 年防痨票

上海防痨协会发行，Albert Eger 设计，华商广告公司承印。印量 60 万枚。大小 21mm×27mm，齿孔 12.5 度×12.5 度。每枚 5 分法币，销售 24.99 万枚。该防痨票色调为红色和黑色，中间为护士形象，背后的红色防痨标志与周边红色相得益彰（图 2-16）。整版票共 100 枚（10 枚×10 组）。

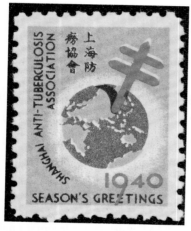

图 2-15　1940 年防痨票

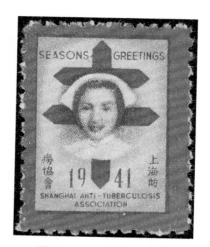

图 2-16　1941 年防痨票

这是第四次发行防痨票。上海防痨协会开展防痨票图案设计比赛。聘请雷士德医学研究院科学摄影部主任 R V Dent、集邮专家罗伟廉医生、画家胡伯翔为评审员。最终 Albert Eger 获得一等奖。

（五）1942 年防痨票

上海防痨协会发行，由大学生梁同荣设计，华商广告公司承印。印量 30 万枚。大小 21mm×26mm，齿孔 12.5 度。每枚 1 角法币，销售 5.545 万枚。该防痨票色调为红色、绿色、蓝色和黑色，以新落成的上海防痨协会肺病医院建筑为主图案（图 2-17）。该院位于当时的上海麦克劳伦路（现淮阴路），首任院长为海德森。1942 年 3 月更名为"上海防痨协会第一肺病医院"。1956 年迁往新华路 483 号，1957 年改称"第一结核病防治所"。1958 年更名为"长宁区结核病防治所"。整版票共 100 枚（10 枚×10 组）。

（六）1943 年防痨票

上海防痨协会发行，华童公学（现上海市晋元高级中学）的陈江锦、聂中丞设计，华商广告公司承印。大小 21mm×26mm，齿孔 12.5 度。印量 15 万枚。每枚储备币 1 元，销售 3.53 万枚。该防痨票色调为红色、棕色和褐色，以"一帆风顺"作为主图案（图 2-18）。整版票共 100 枚（10 枚×10 组）。

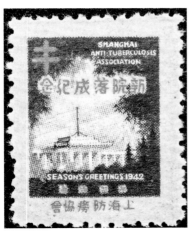
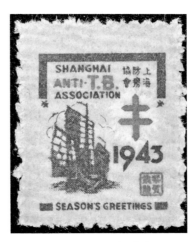

图 2-17　1942 年防痨票　　　　　　　图 2-18　1943 年防痨票

（七）1944 年防痨票

上海防痨协会发行，中法学堂毕业的费蕾梦设计，广艺公司承印。印量 25 万枚。大小 21mm×27mm，齿孔 12.5 度。每枚储备币 1 元，销售 5.04 万枚。该防痨票色调为蓝色、绿色和棕色，以手举防痨标志的骑士为主图案（图 2-19）。整版票共 100 枚（10 枚×10 组）。

（八）1945 年防痨票

上海防痨协会发行。1945 年没有设计新版，是在 1940 年版基础上加盖红色"1945 恭贺岁釐（音同'喜'）（恭贺岁喜）"印章（图 2-20）。加盖 40 万枚。大小 21mm×28mm，齿孔 11 度。每枚储备币 4 元，销售 35 万枚。整版票共 100 枚（10 枚×10 组）。

（九）1946 年防痨票

上海防痨协会发行。1946 年也没有设计新版，是在 1941 年版基础上加盖灰色"1946"及两颗五星（图 2-21）。加盖 20 万枚。大小 21mm×27mm，齿孔 12.5 度×12.5 度。整版票共 100 枚（10 枚×10 组）。

当年上海市动员 98 所大中学校的 1 万名学生参与防痨票义卖。

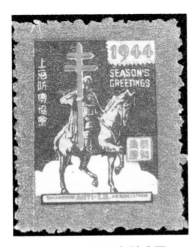
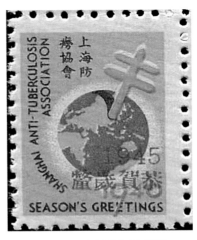

图 2-19　1944 年防痨票　　　　　　　图 2-20　1945 年防痨票

（十）1948 年防痨票

由蔡振华设计，维新印刷公司承印。印量 150 万枚。大小 27mm×28mm，齿孔 11 度。从 1948 年开始，防痨票由圣诞节发行改为新年发行。该防痨票色调为红色、绿色和蓝色，票中青花瓶、万年青花、红蜡烛、玉如意等都极具中国喜庆特色，也呼应新年发行（图 2-22）。

本防痨票发行机构是"中国联合防痨"，不同于过去的"上海防痨协会"。主要原因是 1948 年 1 月，中国防痨协会在上海重组，决定将新年防痨票扩展为全国，各地防痨协会负责义卖。这也标志着防痨票正式由中国防痨协会发行。

整版票共 25 枚。齿孔 10 度～11 度。版票中间为海深德（Lee S Huizenga，1881—1945）医生头像。他致力于中国麻风病、结核病防治（图 2-23）。

中华医学会在 1947 年发行的第 9-10 期《中华医学杂志（英文版）》中，专门发文介绍该防痨票，并将实物贴在文章开始，起到很好的宣传作用（图 2-24）。

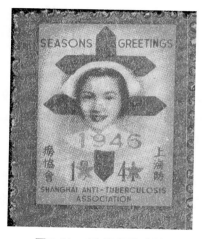

图 2-21　1946 年防痨票

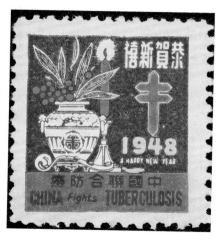

图 2-22　1948 年防痨票

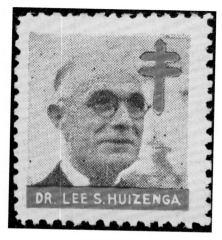

图 2-23　海深德医生头像版票

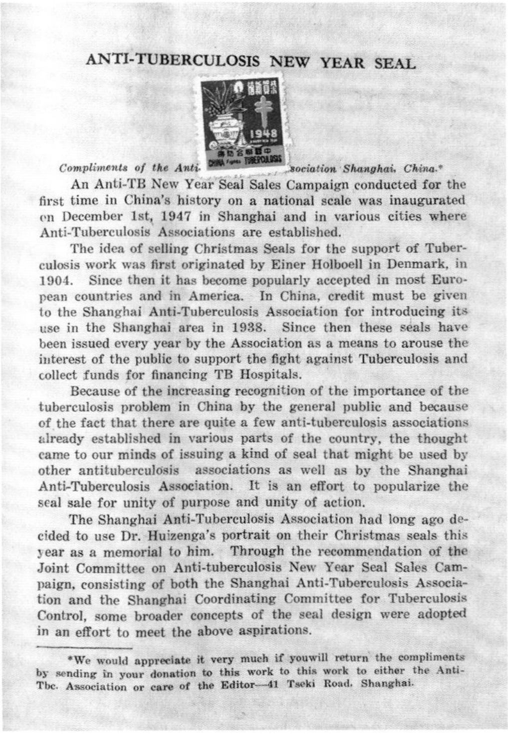

ANTI-TUBERCULOSIS NEW YEAR SEAL

*Compliments of the Anti- ... sociation Shanghai, China.**

An Anti-TB New Year Seal Sales Campaign conducted for the first time in China's history on a national scale was inaugurated on December 1st, 1947 in Shanghai and in various cities where Anti-Tuberculosis Associations are established.

The idea of selling Christmas Seals for the support of Tuberculosis work was first originated by Einer Holboell in Denmark, in 1904. Since then it has become popularly accepted in most European countries and in America. In China, credit must be given to the Shanghai Anti-Tuberculosis Association for introducing its use in the Shanghai area in 1938. Since then these seals have been issued every year by the Association as a means to arouse the interest of the public to support the fight against Tuberculosis and collect funds for financing TB Hospitals.

Because of the increasing recognition of the importance of the tuberculosis problem in China by the general public and because of the fact that there are quite a few anti-tuberculosis associations already established in various parts of the country, the thought came to our minds of issuing a kind of seal that might be used by other antituberculosis associations as well as by the Shanghai Anti-Tuberculosis Association. It is an effort to popularize the seal sale for unity of purpose and unity of action.

The Shanghai Anti-Tuberculosis Association had long ago decided to use Dr. Huizenga's portrait on their Christmas seals this year as a memorial to him. Through the recommendation of the Joint Committee on Anti-tuberculosis New Year Seal Sales Campaign, consisting of both the Shanghai Anti-Tuberculosis Association and the Shanghai Coordinating Committee for Tuberculosis Control, some broader concepts of the seal design were adopted in an effort to meet the above aspirations.

*We would appreciate it very much if youwill return the compliments by sending in your donation to this work to this work to either the Anti-Tbc. Association or care of the Editor—41 Tseki Road, Shanghai.

图 2-24 《中华医学杂志(英文版)》介绍防痨票(1947 年)

(十一)1949 年防痨票

由中国防痨协会发行，蔡振华设计，维新印刷公司承印。印量 212.5 万枚。大小 27mm×29mm，齿孔 10.5 度。每枚金圆券 4 分。该防痨票色调为黄色、绿色、黑色，主图案可见塔、庙图形(图 2-25)。整版票共 25 枚(5 枚 ×5 组)。

中国防痨协会对这届防痨票的发行非常重视。1948 年 9 月就成立了义卖委员会，11 月 1 日专门举行义卖典礼，社会各界数百人参加。前五张防痨票由时任市长等社会知名人士认领，并立即进行拍卖。结果第一张拍出 800 元，第二张拍出 500 元。前五张拍出共 3 000 元。会后防痨协会组织 10 支队伍进行全市义卖。仅上海地区，就卖出 36 万多元。

(十二)1950 年防痨票

这也是中华人民共和国成立后发行的第一枚防痨票，由中国防痨协会发行。印量 350 万枚。大小 26mm×29mm，齿孔 5 度。每枚人民币 200 元。该防痨票色调为红色、蓝色和黄色，再次出现帆船图案(图 2-26)。整版票共 25 枚(5 枚 ×5 组)。

(十三)1951 年防痨票

中国防痨协会发行。维新印刷厂承印。大小 19mm×30mm，齿孔 11 度。其他情况不详。该防痨票色调为红色、黄色、蓝色和棕色，主图案是北京天安门城楼与华表，以及医务人员和儿童(图 2-27)。整版票共 25 枚(5 枚 ×5 组)。

为纪念当时刚刚去世的中国防痨协会原会长颜惠庆，整版票中间为其头像(颜惠庆会长 1950 年 5 月去世)(图 2-28)。

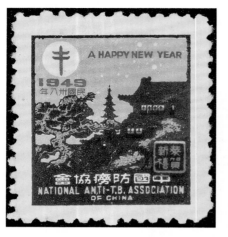

图 2-25　1949 年防痨票

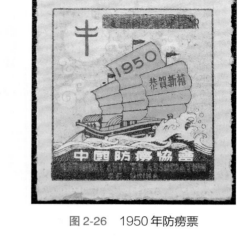

图 2-26　1950 年防痨票

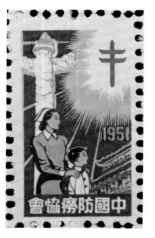

图 2-27　1951 年防痨票

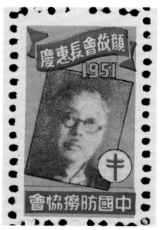

图 2-28　中国防痨协会颜惠庆理事长

（十四）1952 年防痨票

中国防痨协会发行。大小 39mm×18mm，齿孔 12 度～12.5 度。由蔡振华设计，艺兴印书馆印制。该防痨票色调为红色和黑色，据老专家回忆图案是宣传卡介苗接种（图 2-29）。但发行量不尽如人意。整版票共 25 枚（5 枚×5 组）。

（十五）1953 年防痨票

中国防痨协会发行，一联印刷厂承印。大小 19mm×28mm，齿孔 11 度。该防痨票色调为红色、深蓝色和浅蓝色，主图案可见工厂和和平鸽（图 2-30）。

五、防痨票的使用

防痨票的使用如图 2-31～图 2-34 所示。

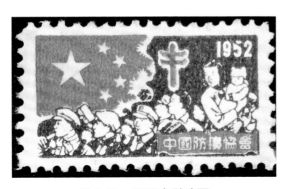

图 2-29　1952 年防痨票

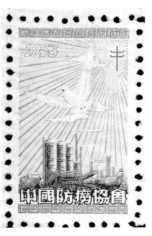

图 2-30　1953 年防痨票

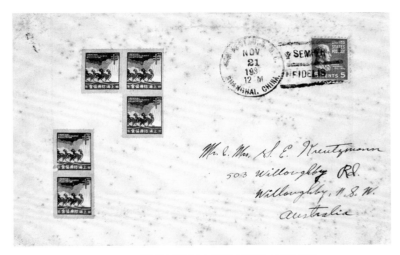

图 2-31　粘贴于信封上的防痨票（1939 年）

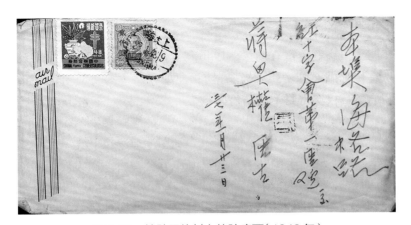

图 2-32　粘贴于信封上的防痨票（1948 年）

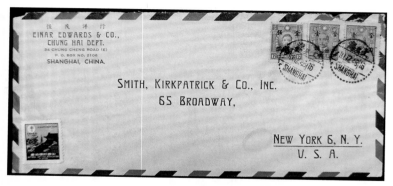

图 2-33　粘贴于信封上的防痨票（1949 年）

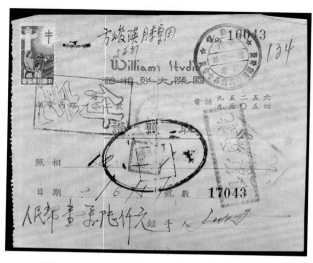

图 2-34　粘贴于收据上的防痨票（1951 年）

第四节　防痨宣传邮戳

一、宣传邮戳

通过邮戳开展结核病宣传富有创意。1940 年 6 月由广东三水寄往香港的实寄封为我们展现了一枚防痨宣传邮戳："肺痨死人极多，防痨急如救命"（图 2-35、图 2-36）。这也是迄今为止我们发现的最早一枚实寄封上的防痨邮戳。

二、纪念邮戳

1949 年 12 月 11—18 日，中国防痨协会上海市分会举行一次大规模的群众性防痨宣传周，其中包括举办防痨展览会。会场在重庆南路震旦大学的大礼堂。内容分五个部分：什么叫痨病；痨病的严重性；痨病的症状是怎样的；痨病的合理治疗；痨病的预防（痰的处理、早期诊断、卡介苗接种）。会场内设有 X 线免费胸部透视检查设备。会场出口处设有临时邮局，加盖防痨展览会纪念邮戳（图 2-37～图 2-40）。共展出 11 天，观众约 14 万人，影响很大。

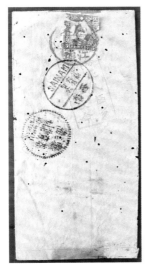

图 2-35　防痨宣传邮戳

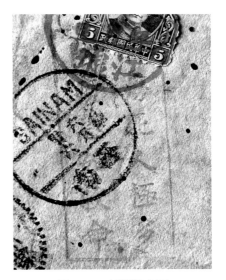

图 2-36　邮戳放大图

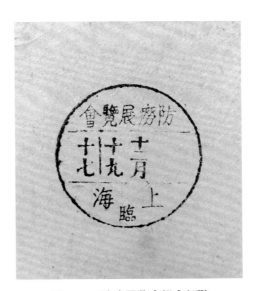

图 2-37　防痨展览会纪念邮戳

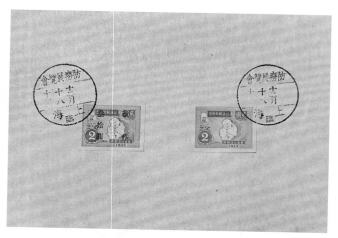

图 2-38　防痨展览会纪念邮戳

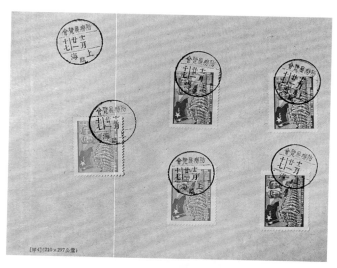

图 2-39　防痨展览会纪念邮戳

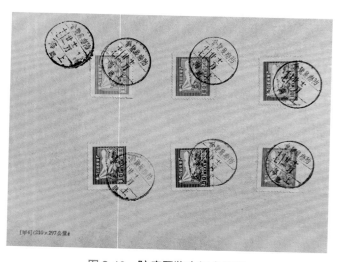

图 2-40　防痨展览会纪念邮戳

第三章　防痨宣传卡

　　为了让大家了解和认识结核病，各地开发、制作了大量结核病宣传卡片。这些宣传卡片设计简单，文字简洁，图文并茂，通俗易懂，形式活泼，起到了很好的宣传效果。

一、预防结核病　不随地吐痰

　　杭州防痨协会/杭州结防所制作。1958年发行（图3-1～图3-3）。

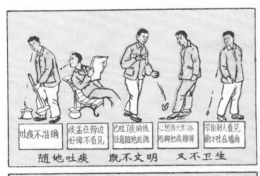
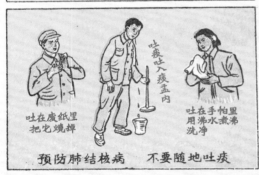

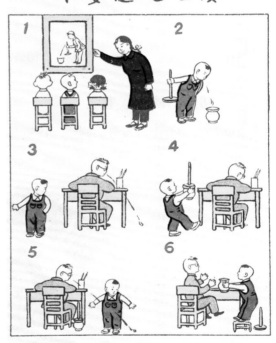

图 3-1　养成不随地吐痰的卫生习惯　　　　　　图 3-2　不要随地吐痰

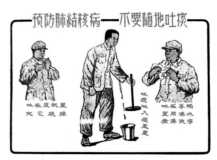

图 3-3　预防结核病　不要随地吐痰

二、防治结核注意事项

中国防痨协会上海市分会制作。1955 年发行（图 3-4～图 3-17）。

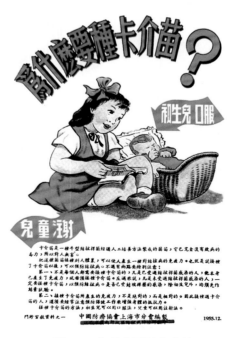

图 3-4　为什么要种卡介苗

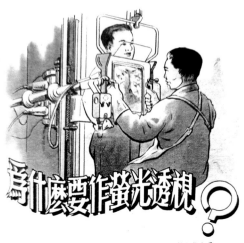

X線透視即螢光透視是利用X線通過人體照射在螢光屏上，造成陰影，藉此作爲發現疾病的一種方法。

有時候發現疾病不用X線透視而用X線小片，這道理也和照相一樣。就是用膠片把這陰影拍攝下來，不過縮小得很多。還有一種直接拍攝X線大片。

醫師往往先用X線透視或X線小片來檢查肺部。結核病在起初的時候，病人往往沒有什麼不舒服的感覺，可是醫師從X線透視或小片上可以發現出肺部異常陰影來。發現異常陰影的人再拍攝大片作進一步的檢查。所以X線透視和X線小片是利用來發現疾病的武器。

根據結核病的特性：**發現早，病情輕，治療易**。我們應該充分地利用這個科學武器來做查肺部。

門診宣教資料之二　　中國防勞協會上海市分會編製　　　　1955.12.

图 3-5　为什么要做荧光透视

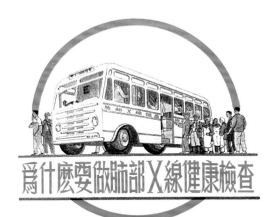

肺結核病是一種慢性的傳染病。在初起病時往往沒有顯著的症狀，也可能簡直沒有什麼不舒服的感覺，在這個時候能夠及時發現，作適當的處理，是可以很快治癒的。等到身體逐漸感覺到不舒服，病情一天天加重起來，纔去就醫診治，往往病情已經到了相當重的階段，治療起來就要多費錢多費時間了。

由於肺結核病有這樣的特性，所以防痨實在重於治療。防痨的主要方法是：(1)經常注意衛生，鍛鍊體格，過有規律的生活來增強身體的抵抗力；(2)防止傳染，隔離病人；(3)在條件許可下進行定期的肺部健康檢查，通過定期的肺部健康檢查就能及時發現輕微的病灶，加以及時的治療，就能很快地恢復健康。隨着社會主義建設的發展，防痨的力量必將大大加強，有病的人必將全被發現，加以治療，羣衆中也就不會有未發現的患結核病的病人，沒有傳染的根源，大家的健康就有了保障。

門診宣教資料之三　　中國防勞協會上海市分會編製　　　　1955.12.

图 3-6　为什么要做肺部Ｘ线健康检查

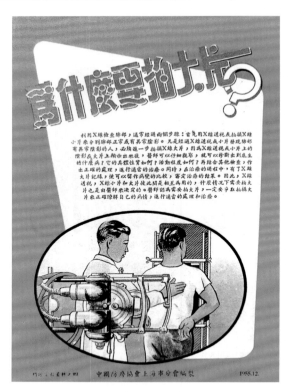

图 3-7　为什么要拍大片

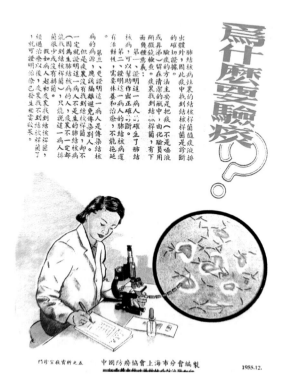

图 3-8　为什么要验痰

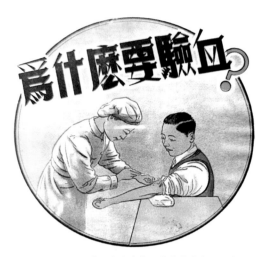

為什麼要驗血？

　　驗血也是幫助診察肺結核病的方法之一，在肺結核病方面常作的血液檢查主要的是紅血球沉降率（簡稱「血沉」）。從病員身上抽出少許的血液，放在試管裏，加入化學藥物（抗凝血劑）以測定紅血球沉降率。紅血球在放了抗凝血劑的血液中慢慢向下沉澱，從它們沉降速度的快慢，可以幫助診察肺結核病的活動程度。

鬥爭宣教資料之六　　中國防痨協會上海市分會編製　　　1955.12.

图 3-9　为什么要验血

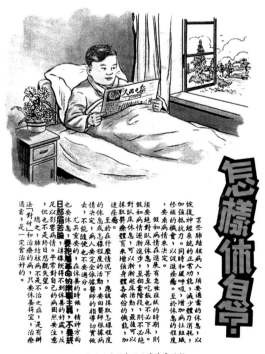

怎樣休息？

　　某些肺結核病人，須要通當的休息，以保持神經系統的正常功能，減少體力消耗等，增加抵抗力消耗組織，以加強對細菌的抵抗力。

　　恢復期的病人，則要看病情來決定休息的程度，有急性症狀的時期，則須採取臥床休息，甚至吃飯也不必下床，以後漸漸起床活動，也不必拘束，最初可退休息逐漸退步，以促退痊癒。同時並增強身體各部份的功能，可加以注意。至於休息的程度，須由醫師根據病情切實指導做病。

　　假如要對臥床休息的樣程度，應該採取醫師根據的指導方法做。

　　在什麼情況下，應該連續休息或休息至相當階段，這是隨各人樣度的不同而不一樣，也要決定情的休息。

　　足以影響病腦，但總也去以休息尤其能，重要的也不要過分。

　　日慈屬若足，是在休養的時候，平常應對不到自己休息的好主義精神方面，最把短暫命的樂觀主義，不要終，結果反而失望。

　　和治肺結核的病人，只要休養得宜，是治療有辦法的，是一定會治好的。這樣觀察病情當然要注意法「對付」，適當。

鬥爭宣教資料之八　　中國防痨協會上海市分會編製　　　1955.12.

图 3-10　怎样休息

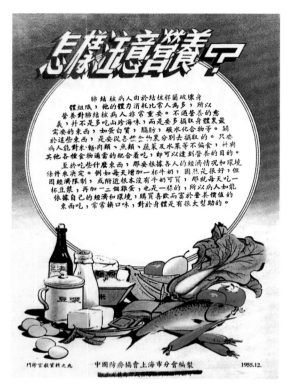

图 3-11　怎么注意营养

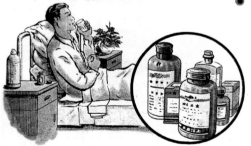

目前有效的抗结核病的药物，有抗生素如链霉素和化学製剂如对氨柳酸钠及其异菸肼等。不过它们都祇能抑制结核杆菌的繁殖和生长，而不能彻底的把它殺盡滅絕，如果服用过多，或時間太長，非但無效，而且可能引起不良反應。所以應該由醫師根據病情來決定合理使用抗結核病的藥物：在什麼情況下應該應用某一種藥物，或某幾種藥物合併應用，應用的分量以及應用時間的長短等。病人不宜自己任意購買應用。

病人還應當注意：肺結核病在初期很輕微的時候，藥物的效用比較大；相反的，假如是陳舊病灶，藥物的效用就比較小甚至不能發生效用。所以最重要的還是要掌握早期發現、早期治療的原則，有病趕快就醫，無病進行預防。

中國防癆協會上海市分會編製　　1955.12.

图 3-12　怎样合理使用抗结核病的药物

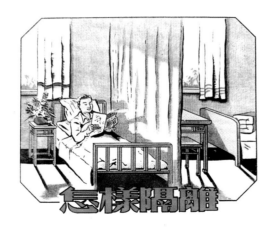

预防肺结核病的传染，应注意隔離。病人在家裹療養最好單睡一室，有專用的食具，手帕、毛巾、牙刷與被褥等，這些用具都和家人的用具分開保管和洗滌。

家人護理病人時要在衣服外面罩上一件較寬大的衣服，護理完畢先用肥皂洗淨雙手，脫下外面衣服并掛好，再去照顧其他家務事項。假如醫師許可病人下床活動，一般小事情就好由病人自己料理。

如果家庭環境不能讓病人獨睡一室，**可用布幕將他的床與其他的床隔開**，兩床間的距離最好要有六尺。家裹的小孩，要避免進入病人的臥室或接近病人。

注意隔離和消毒，同居的人就可能不受傳染。

如果病人經過療養，病已痊愈便可以不必隔離了。

門診宣教資料之十一　　中國防癆協會上海市分會編製　　　　1955.12.

图 3-13　怎样隔离

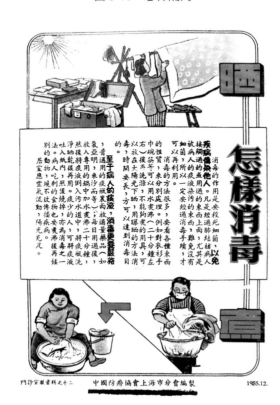

图 3-14　怎样消毒

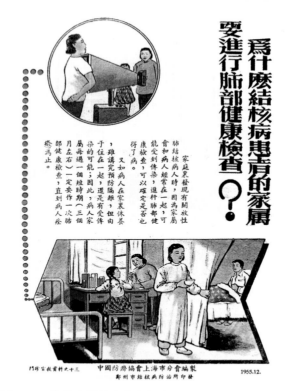

图 3-15　为什么结核病患者的家属要进行肺部健康检查

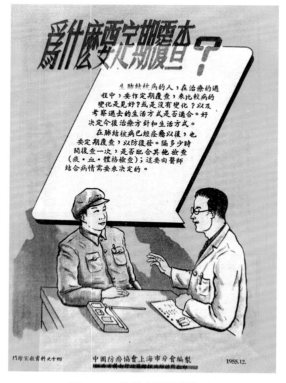

图 3-16　为什么要定期复查

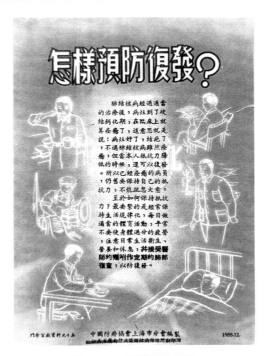

图 3-17　怎样预防复发

三、结核病科普知识

中国防痨协会制作（图 3-18～图 3-21），发行于 1955 年。

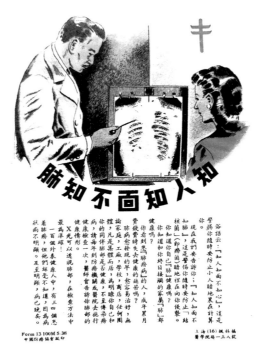

图 3-18　知人知面不知肺

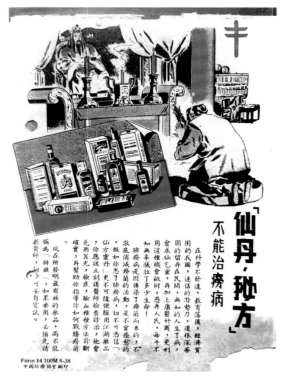

现在所发明最有效的药品，尚不能编为"二特效"，如果要用，必须先请教医师，方可免自害误。

在科学不发达、教育落后，迷信势力，经济贫困的我国，连信的势力深蒂固的留存在民间，无知的人生了病，不会去求仙乞灵，再加上庸医奸商，便利用这种机会欺财，愚弄人民，每年不知无辜牺牲了多少生命！

肺痨病是因为传染了痨菌而来的，不激底消减痨菌的活动，是不会痊愈的不，假如你患了肺痨病，切不可恳信"仙方灵丹"更不可随便服用江湖药法，你应该立刻请医师检查诊治，他会先用X光、检痰、验血等方法去诊断确实，再帮助你指导如何战胜痨菌。

教医师，才可免自害误。

图 3-19　"仙丹、秘方"不能治痨病

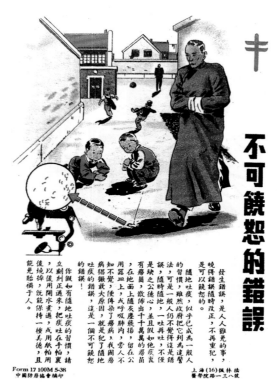

发生错误，是人人难免的事，晚得错误随时改正，不再重犯，是可以饶恕的。

随地吐痰，似乎已成为一般人的习惯，随时随地，一吐再吐，不觉得这是错误，可是人仍不觉得这是错误的习惯，虽然政府把它列为违警法，可是人们仍不觉得这是错误，不仅是缺乏公德心，并且假如他患有痨菌，或肺炎，散布出千万苗的痨菌，留在公用器皿上，或地面上随风飞扬播，旁人不知不觉，便传染了痨病，我国痨病据统计最大原因，就是随地吐痰的错误，这是一个不可饶恕的错误！

你假如有随地吐痰的习惯，请立刻纠正过来，把痰吐在手帕裹，以后用开水烫过，或用纸帕帕好，后烧掉，既能保持一种美德，且能免贻祸于人。

图 3-20　不可饶恕的错误

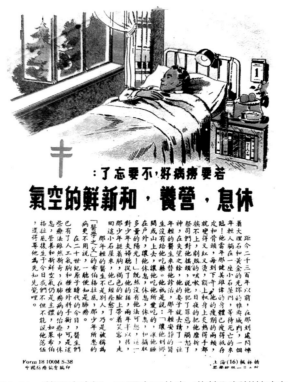

图 3-21　若要痨病好　不要忘了休息、营养和新鲜的空气

四、结核病问答

中国防痨协会上海分会 / 上海市结核病防治中心结防所制作（图 3-22～图 3-33），发行于 20 世纪 70 年代。

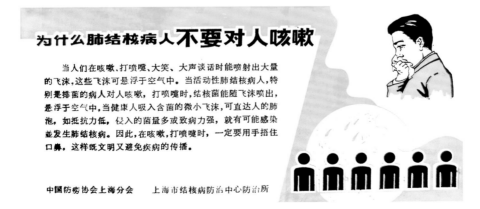

图 3-22　为什么肺结核病人不要对人咳嗽

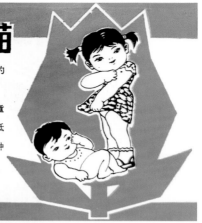

婴幼儿为什么要接种卡介苗

卡介苗是一种无毒活菌苗、接种到人体内可产生对结核病的抵抗力，以大大地减少结核病的发病。

新生婴儿是卡介苗最主要的接种对象。凡是未接种过的儿童及青少年进行接种，均称为初种。因为卡介苗接种后所产生的抵抗能力有一定期限，所以要进行再接种，再接种称为复种，复种对象为小学一年级和初中一年级学生(农村为小学六年级)。

中国防痨协会上海分会　　上海市结核病防治中心防治所

图 3-23　婴幼儿为什么要接种卡介苗

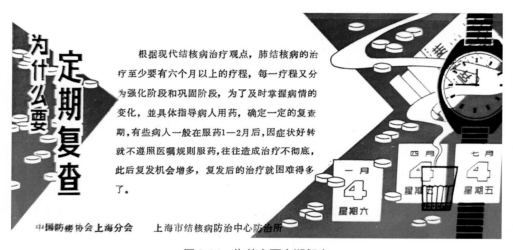

为什么要定期复查

根据现代结核病治疗观点，肺结核病的治疗至少要有六个月以上的疗程，每一疗程又分为强化阶段和巩固阶段，为了及时掌握病情的变化，并具体指导病人用药，确定一定的复查期，有些病人一般在服药1—2月后，因症状好转就不遵照医嘱规则服药，往往造成治疗不彻底，此后复发机会增多，复发后的治疗就困难得多了。

中国防痨协会上海分会　　上海市结核病防治中心防治所

图 3-24　为什么要定期复查

怎样预防复发

病人经过合理化疗，达到临床治愈后，平时注意劳逸，心情开朗，适当作些体育锻炼，注意饮食营养，复发的可能性极小。但是一旦发现有疲乏、咳嗽或其他呼吸道症状时去医疗单位进行检查，在治疗结束后要定期作二年的定期复查，一般以半年为复查期。

中国防痨协会上海分会　　上海市结核病防治中心防治所

图 3-25　怎样预防复发

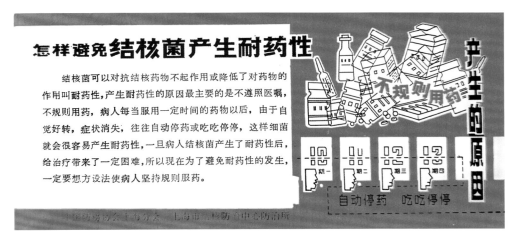

图 3-26　怎么避免结核菌产生耐药性

结核菌可以对抗结核药物不起作用或降低了对药物的作用叫耐药性，产生耐药性的原因最主要的是不遵照医嘱，不规则用药，病人每当服用一定时间的药物以后，由于自觉好转，症状消失，往往自动停药或吃吃停停，这样细菌就会很容易产生耐药性，一旦病人结核菌产生了耐药性后，给治疗带来了一定困难，所以现在为了避免耐药性的发生，一定要想方设法使病人坚持规则服药。

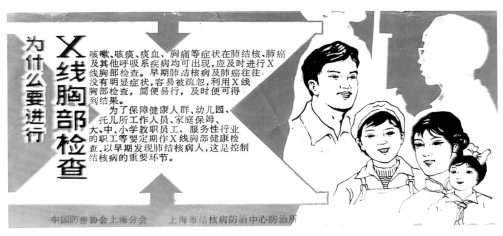

图 3-27　为什么要进行Ｘ线胸部检查

咳嗽、咳痰、痰血、胸痛等症状在肺结核、肺癌及其他呼吸系疾病均可出现，应及时进行Ｘ线胸部检查。早期肺结核病及肺癌往往没有明显症状，容易被疏忽，利用Ｘ线胸部检查，简便易行，及时便可得到结果。

为了保障健康人群、幼儿园、托儿所工作人员、家庭保姆、大、中、小学教职员工、服务性行业的职工等要定期作Ｘ线胸部健康检查，以早期发现肺结核病人，这是控制结核病的重要环节。

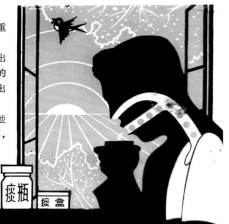

图 3-28　怎样送痰化验

肺结核病人的痰液结核菌化验是非常重要的。送痰化验应注意以下几点：

一、痰一定要当天早晨从气管深部咳出来的痰，量要二至三口，若从喉部咳出来的粘液，鼻涕或唾沫当着作痰送，是化验不出来的。

二、痰应吐在清洁的小瓶或盒子里，并及早送检验室。如若时间过长，细菌被破坏，就不容易查出结核菌了。

中国防痨协会上海分会
上海市结核病防治中心防治所

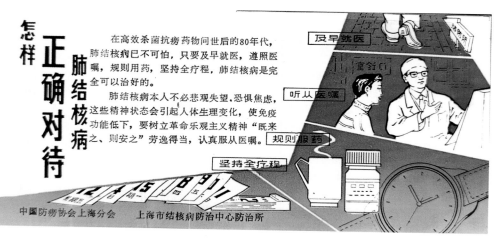

怎样 **正确对待** 肺结核病

在高效杀菌抗痨药物问世后的80年代，肺结核病已不可怕，只要及早就医，遵照医嘱，规则用药，坚持全疗程，肺结核病是完全可以治好的。

肺结核病本人不必悲观失望，恐惧焦虑，这些精神状态会引起人体生理变化，使免疫功能低下，要树立革命乐观主义精神"既来之、则安之"劳逸得当，认真服从医嘱。

及早就医

听从医嘱

规则服药

坚持全疗程

中国防痨协会上海分会　　上海市结核病防治中心防治所

图 3-29　怎样正确对待肺结核病

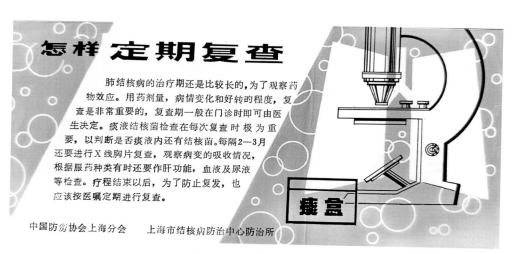

怎样 **定期复查**

肺结核病的治疗期还是比较长的，为了观察药物效应。用药剂量，病情变化和好转的程度，复查是非常重要的，复查期一般在门诊时即可由医生决定。痰液结核菌检查在每次复查时极为重要，以判断是否痰液内还有结核菌。每隔2—3月还要进行X线胸片复查，观察病变的吸收情况，根据服药种类有时还要作肝功能，血液及尿液等检查。疗程结束以后，为了防止复发，也应该按医嘱定期进行复查。

痰盒

中国防痨协会上海分会　　上海市结核病防治中心防治所

图 3-30　怎样定期复查

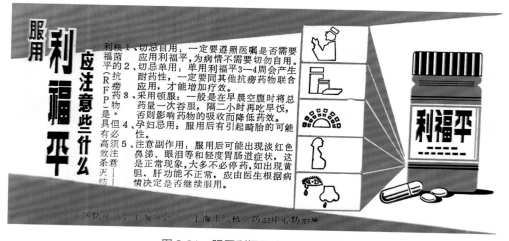

服用 **利福平** 应注意些什么

利福平（RFP）是具有高效必须注意——杀灭结核菌的抗痨药物。

1、切忌自用：一定要遵照医嘱是否需要应用利福平，为病情不需要切勿自用。

2、切忌单用：单用利福平3—4周会产生耐药性，一定要同其他抗痨药物联合应用，才能增加疗效。

3、采用顿服：一般是在早晨空腹时将总药量一次吞服，隔二小时再吃早饭，否则影响药物的吸收而降低药效。

4、孕妇忌用：服用后有引起畸胎的可能性。

5、注意副作用：服用后可能出现淡红色鼻涕、眼泪等和轻度胃肠道症状，这是正常现象，大多不必停药，如出现黄胆，肝功能不正常，应由医生根据病情决定是否继续服用。

利福平

中国防痨协会上海分会　　上海市结核病防治中心防治所

图 3-31　服用利福平应注意些什么

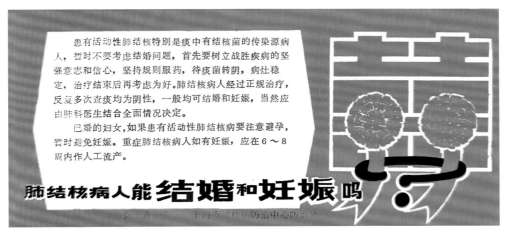

图 3-32　肺结核病人能结婚和妊娠吗

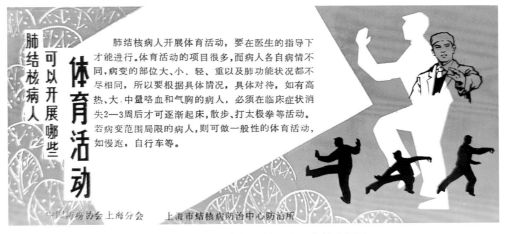

图 3-33　肺结核病人可以开展哪些体育活动

上海市结核病中心防治所／上海防痨协会制作（图 3-34～图 3-43），发行于 20 世纪 50年代。

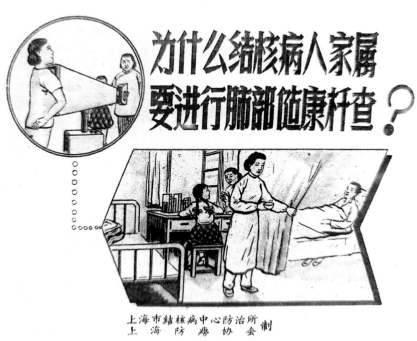

图 3-34　为什么结核病人家属要进行肺部健康检查

为什么結核病人家屬要进行肺部健康檢查？

患肺結核病人的痰，經过檢驗，假如发现有結核菌，这种病人称为开放性病人。严格执行消毒隔离是可以避免結核菌傳染的。但是經常接触病人的人，如結核病防治机構里的工作人員和病人的家屬等，对預防結核菌的侵襲，还是一件头等重要的事。

預防的方法，除掉养成正确的生活规律，保証每天有一定的劳动与休息和足够的睡眠，經常运动鍛煉并适当的注意营养外，要听从医师的嘱咐，定期作肺部健康檢查。万一受到結核菌的侵襲，能及早发现，及时治疗，不讓病变发展到严重阶段再治疗，这样痊瘉起来是很快的。

有些經常接触病人的人和病人家屬，以为自己身体很坚实，不致受到結核菌的危害；也有些老年人，以为自己年龄大了，肺部組織已經很老，可以抵抗結核菌的侵襲。这些想法，都是不正确的。应該依照医师的劝告，定期作肺部健康檢查。

定期作肺部健康檢查，是預防結核病的重要环节。尤其經常接触病人的人和肺結核病人的家屬，更要認識这一点，并且坚持实行。

图 3-35　为什么结核病人家属要进行肺部健康检查

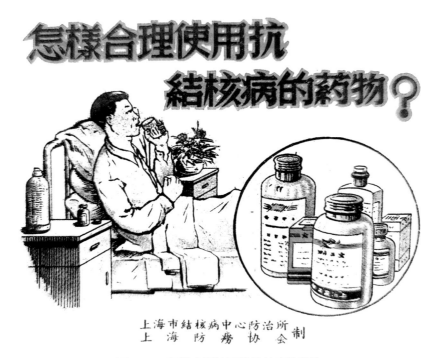

图 3-36　怎样合理使用抗结核病的药物

怎样合理使用抗結核病的藥物?

　　大家都知道目前在治疗結核病方面,有了几种比较有效的藥物。如:异荬拼,鏈黴素,对氨柳酸以及氨柳脲等。但是这些藥物,只能制止結核菌的生長繁殖,而不能杀灭它。因为这个关系,所以治疗結核病,不能完全依靠藥物。必需与卫生营养疗法配合。有必要的話,当然还要施行手术或作其他疗法,才能發揮更大的作用。

　　患病的朋友們,你們千万不能过分的迷信藥物,以为藥物可以解决一切問題。藥物的作用不仅有它的一定限度。同时,各种藥物都有它一定的缺点,長期使用,还会产生抗藥性,使藥物逐漸失掉它应有的作用。因此,病友們,你們应该遵照医师的意見,医师是根据病人的病情决定应用何种藥物。假如医师没有决定用藥,你們絕不要自作主張,自己購买藥物服用,这是对病没有好处的。假如你是在家里疗养、服藥的时间和剂量,一定要依照医师的指导,不可随便更动。

　　总之,藥物治疗結核病,一定要在医师的监督与指导下合理服用,不能自己認为那种藥有效,自己購买了来治疗;也不能自己認为病情好轉,毋须治疗而停止。这种做法,都是与病情没有好处的。

图 3-37　怎样合理使用抗结核病的药物

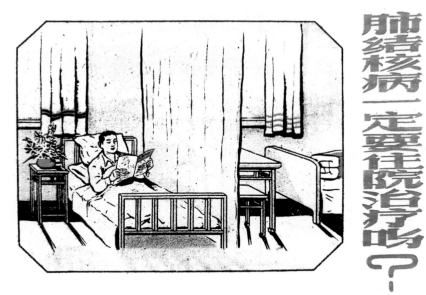

上海市結核病中心防治所
上海防痨协会　制

图 3-38　肺结核病一定要住院治疗吗

肺結核病一定要住院治疗嗎？

　　治疗肺结核病的方法，近年来已有很大的改进。尤其在鏈黴素，异菸肼等抗痨藥物发现应用以后，治疗方法，就更趋于簡單化了。

　　目前，除掉一些必須施行外科手术的病人以外，大多数的病人，只要經过医師診断并按医師囑咐服用适量的藥物，保持适当的休息和营养，病情一定能够逐漸的进步而达到痊癒。所以肺結核病人不一定住在医院或疗养院里进行疗养，可以减輕病人經济負担在家庭里进行治疗，也能起到一定的疗效。因此，有許多城市提倡不住院治疗。

　　在家庭中进行疗养的效果，和在医院里治疗的效果是完全相同的。无論是国內的实踐經驗和国外的文献报道，都証明了这一点。不仅如此，在家庭里疗养还有些方面是在医院或疗养院里所无从体会到的好处。例如病人仍可以和家里的人朝夕相見，心理上得到安慰和体貼。尤其在吃的方面，既可以合口味，又可以选择自己所愛好的，这些对于病情的好轉都是有极大的帮助，而为医院里所不及的。

　　图 3-39　肺结核病一定要住院治疗吗

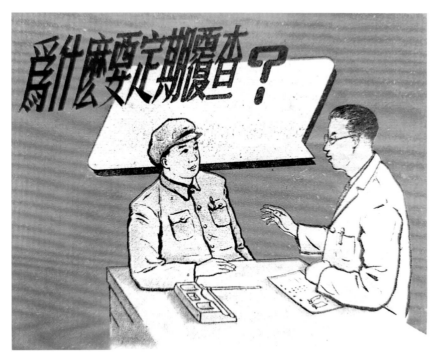

图 3-40　为什么要定期复查

为 什 么 要 定 期 复 查？

　　肺結核病是慢性病，在病的发展或好轉的过程中，症狀的消失与病变的好轉，并不完全一致。有时症狀完全消失，而病变却沒有进步，有时病变虽然已經稳定，而症狀却未完全消失。所以要診断一个肺結核病人的病情，固然要了解病人的各种症狀和現象，同时要用 X 綫檢查来观察病变的情况，这就是肺結核病人要請医師复查的緣故。

　　治疗肺結核病的整个过程，不是經过一兩次就可以完全痊癒的。在治疗过程中，每隔一个时期，病人就要进行复查，医師才可了解他的病情变化如何，考察过去的治疗方式是否适合或是改变治疗方針。即便肺結核病經过治疗痊癒以后，虽然恢复了劳动，病变已經硬結；但这只是結核菌被組織包圍住，不能活动，不能危害，实际上它并沒有完全被杀灭。也就是說并沒有断根。假如病人抵抗力一旦减弱，或是过于疲劳，結核菌又可以突圍，使旧病复发。在开始复发的时候，病人也不是立即有什么感觉的，必定要由医師复查才能知道。所以病人不能麻痺大意，一定要按照医師所指定的日期前去复查，

上海市結核病中心防治所
上海 防 痨 协 会 制

图 3-41　为什么要定期复查

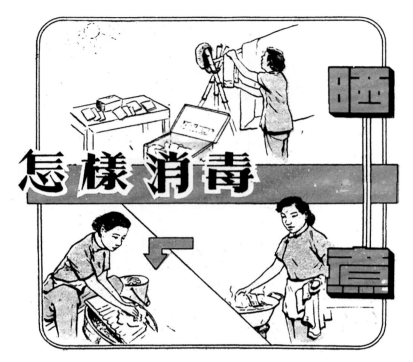

图 3-42　怎样消毒

怎 样 消 毒 ？

　　消毒的作用是要杀死细菌，以免疾病传染他人。凡是经过结核病人接触过的或用过的东西上面，尤其是被病人的痰液染污的东西，难免没有结核菌，所以一定要经过消毒手续，才可以再用。

　　消毒的方法很多，要看各种东西的性质，来分别处理。例如对衣衫、手巾、碗、筷等可以用水煮沸（二十分钟左右）后再洗涤；不能够煮的用具，可以用氯亚明，来沙而等溶液抹刷，然后放在太阳光下晒。用曝晒的方法消毒，时间要长，方可以达到消毒目的。

　　至于病人痰液，消毒更要严格，普通用的痰瓶里面放适量药品（如氯亚明，来沙而等）；每日用过后，放入专用的锅中加水煮沸二十分钟，然后将痰液倒入污水道中，将痰瓶洗净后再用。痰少的人，可将痰液吐入纸内，然后烧掉，也是一种消毒的方法。

　　病人吃剩的食物也要煮沸后再喂别的动物，才不致传播疾病。

　　居住的房屋应该保持空气流通，阳光充足。

上海市结核病中心防治所
上海防痨协会　　制

图 3-43　怎样消毒

五、什么是肺结核病

江西省结核病防治研究所制作。1960 年发行（图 3-44～图 3-49）。

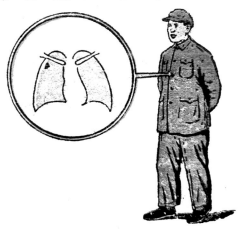

图 3-44　什么是肺结核病

什麼是肺結核病　　防宣之一

　　肺結核病就是一般人所称的"肺痨病"它是由結核桿菌傳染所致的慢性傳染病，結核桿菌侵入到身体以后、发生一种炎性的肉芽組織叫做結核，使肺部組織产生实变，其潰烂之渗出物，由淋巴管、血管、或枝气管，而蔓延至其他組織就可使身体各气官发生結核，如：腎結核、腹膜結核、骨結核、喉头結核等。

　　肺結核病在早期沒有什么自覚症状，有时稍有一些感覚，往往訛为是感冒而忽略过去。肺結核病常見的症状有：咳嗽、咳痰、有时痰中带血、咯血，下午感发热、疲倦、体重无故减輕、飲食味口不好、失眠盜汗等，但有以上某种症状的人不一定都是患了肺結核病，应該提高警惕，到医院进行 X 綫健康檢查，以便确定診断早期治疗，早日痊癒。

1960年印數50,000

图 3-45　什么是肺结核病

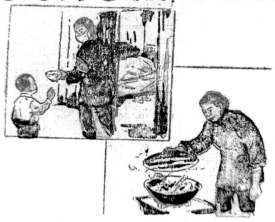

图 3-46　在家疗养怎样隔离消毒

在家療養怎樣隔離消毒　　疗宣之五

　　預防結核病的傳染，应注意隔离，特别在目前，提倡不住院药物治疗，在家疗养的病友，就更要注意隔离，消毒，保护家里人及周围同志不受傳染。

　　病人在家疗养最好独睡一室，如条件不許可，用布幕将床隔开，有专用的食具、手帕、毛巾、牙刷与被褥等，这些用具都和家里人的用具分开保管和洗滌，咳嗽喷嚏时要用纸或手帕掩住嘴，不讓痰沫散在空气里。不可随地吐痰，吐入痰杯内，或用废紙吐在里面，用火烧掉。与人談話时最好带口罩或相距五尺以上，并且不要面对面。不和健康人握手，剩下的食物不給孩子吃。

　　消毒問題要看各种东西的性質来分别处理，例如对衣衫、手巾、碗筷等可以用水煮沸（十五分鐘左右）后再洗滌，不能够煮的用具可以放在太阳光下暴晒，至于病人的痰液，消毒更要严格，普通用的痰杯里放适量药品，来苏尔或石灰水，每日用过后放入专用的鍋中加水煮沸廿分鐘，然后将痰液倒入污水道中，将痰杯洗清晒干后再用，病人吃剩的食物也要煮沸后再餵别的动物，才不致傳播疾病，居室应空气流通，阳光充足。　　　　　　　　　　　　　　1960年印數：30,000

图 3-47　在家疗养怎样隔离消毒

为什么不要随地吐痰

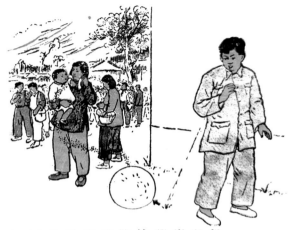

江西省結核病防治研究所印

图 3-48　为什么不要随地吐痰

为什么不要随地吐痰　　防宣之八

为什么不要随地吐痰，关于这个問題，很多人都能回答是为了保持环境卫生和市容整洁，预防結核病及呼吸道疾病的传染，可是有些人虽然懂得了这些道理，一旦有了痰为了自己的方便不論在什么地方就随地乱吐这是很不好的现象。

現在讓我們来談一下痰是什么东西，它是怎样产生的，痰是人体呼吸道的分泌物，当我們呼吸道的粘膜受到了刺激时就会分泌許多粘液这就是痰，如果呼吸道有病象感冒、支气管炎、支气管扩张、肺結核病等，特别是一个患有肺結核的人吐出来的痰里有成千上万个細菌，当痰吐在地上干了之后細菌就附着灰尘在空气中到处飞揚，给健康人吸进去就易得肺結核病，所以我們要养成不随地吐痰的习慣，出外时要带手帕或廢紙在没有痰盂的地方，可以将痰吐在手帕里，回家把手帕煮沸五分钟后洗净晒干下次再用，或者吐在廢紙里带回家用火烧掉，如果每人都能互相监督，个个执行就能够使市容整洁，减少传染疾病的机会，保証我們生产的大跃进。　　196 年印數30,000

图 3-49　为什么不要随地吐痰

六、痰

中国防痨协会制作。1957 年发行（图 3-50～图 3-55）。

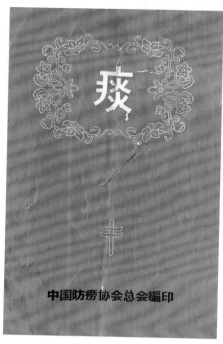

图 3-50　展示一

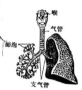

图 3-51　展示二

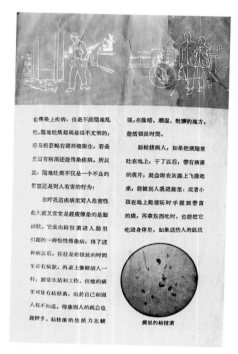

图 3-52　展示三

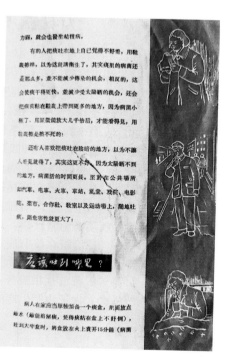

图 3-53　展示四

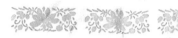

就被杀死），然后倒在厕所里、下水道里或埋在地下。出外时，如果痰少可以把痰吐在手帕里，回家后把手帕费开15分钟，然后用肥皂洗净晒干再用；最好准备一个带螺丝口盖的大口小瓶，外面系一抽口的小布袋，瓶里放点碱水，装在衣袋里，回家后，同样在水中费开15分钟，然后倒在厕所里、下水道里或埋在地下，再把痰瓶刷洗干净，布袋也要经常费洗，这样既可使痰中的病菌不致为患，又能使地面干净，显示出文明与雅观。

健康人偶而也可能有口痰在有痰盂的地方可吐在痰盂里，没有痰盂的地方可吐在手帕里，然后洗费手帕，有的人认为自己是健康人，痰里没有病菌，随地吐了也没有危害性，其实这是不正确的，因为有没有病有时自己是不知道的，有些病在初期，往往自己觉不出有病，可是痰里却可能有病菌，因此，无论是有病的人或是健康的人，均不应随地吐痰。

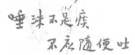

有些人吐的不是痰，乃是唾沫，也有些人喜欢把鼻涕抽进嘴里再吐出来，这也是一种不好的习惯，唾液是消化食物不可缺少的东西，它能帮助消化，对人有益，除掉嘴里偶而进去了不干净的东西，必须吐出外，是不应随便吐出的。鼻涕是鼻腔分泌出来的，当鼻腔受冷空气刺激或是有病时，这种分泌物才会增多，抽进嘴里会污染口腔，应当用手帕或纸揩出去。

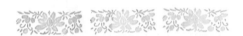

图 3-54　展示五

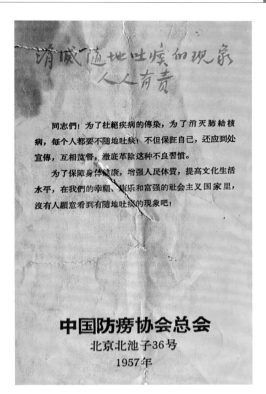

图 3-55　展示六

第四章 防痨画册

中华人民共和国成立后,党和国家高度重视健康问题。为了让宣传起到更好的作用,结防工作人员使用了喜闻乐见的画册形式,各地结防机构不同时期制作了一大批防痨画册。这些画册设计大多出自结防专业人员之手,对图画的理解比较深刻。画册以图为主,文字为辅,起到了很好的宣传作用。

一、《儿童要防痨 快种卡介苗》

杭州市结核病防治所供稿,浙江幻灯制片厂绘制(图4-1~图4-12)。

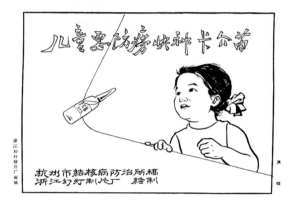

图4-1 画册展示一

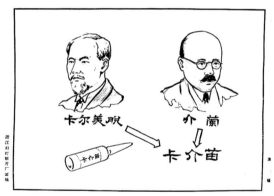

图4-2 画册展示二

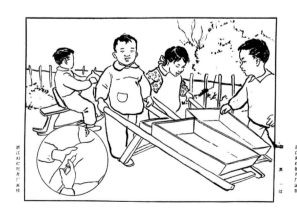

图4-3 画册展示三

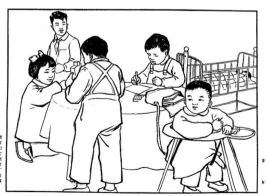

图4-4 画册展示四

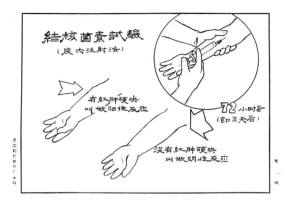

图 4-5　画册展示五

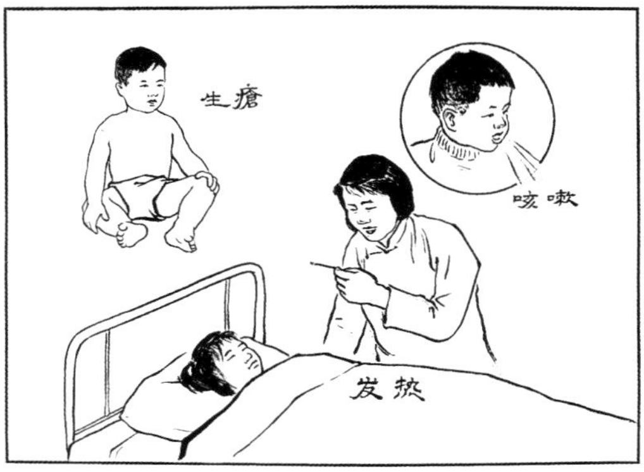

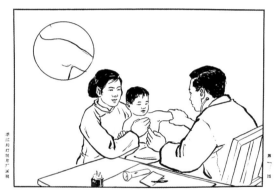

图 4-6　画册展示六

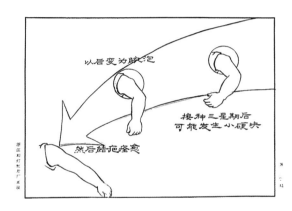

图 4-7　画册展示七

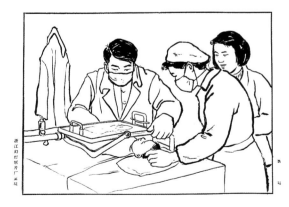

图 4-8　画册展示八

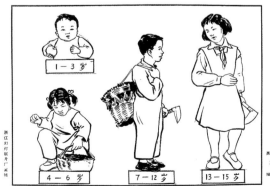

图 4-9　画册展示九

图 4-10　画册展示十

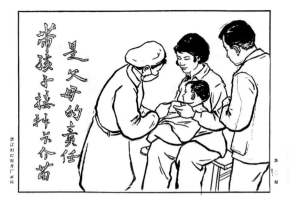

图 4-11 画册展示十一

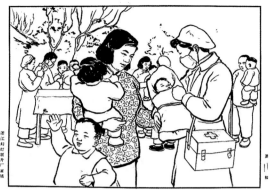

图 4-12 画册展示十二

二、《怎样预防肺结核》

浙江幻灯制片厂绘制片（图 4-13～图 4-28）。

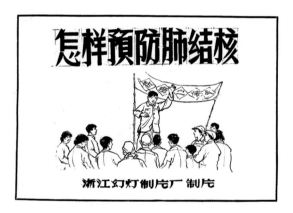

图 4-13 画册展示一

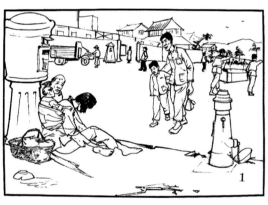

图 4-14 画册展示二

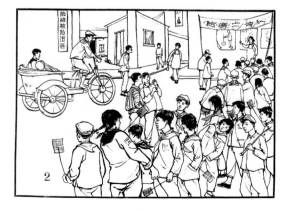

图 4-15 画册展示三

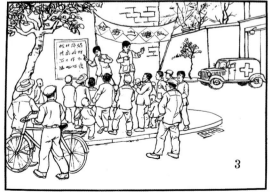

图 4-16 画册展示四

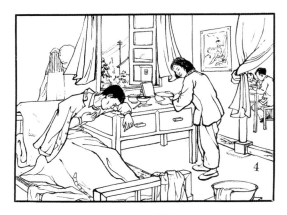

图 4-17　画册展示五

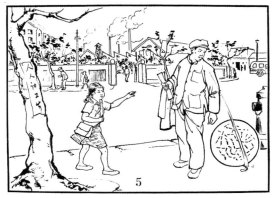

图 4-18　画册展示六

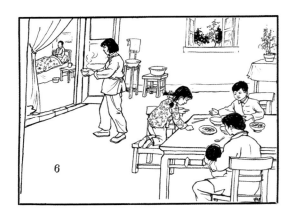

图 4-19　画册展示七

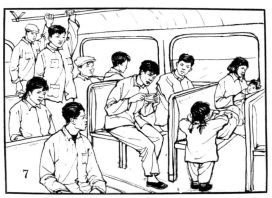

图 4-20　画册展示八

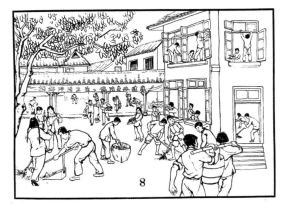

图 4-21　画册展示九

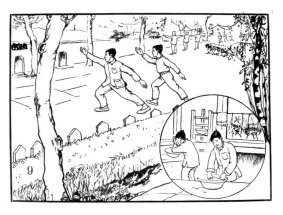

图 4-22　画册展示十

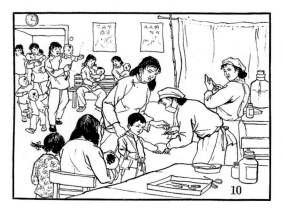

图 4-23   画册展示十一

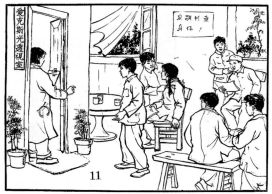

图 4-24   画册展示十二

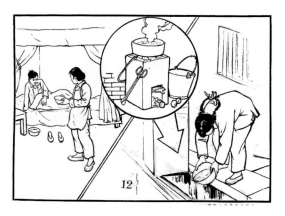

图 4-25   画册展示十三

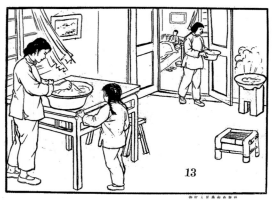

图 4-26   画册展示十四

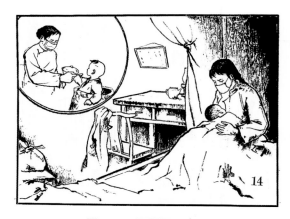

图 4-27   画册展示十五

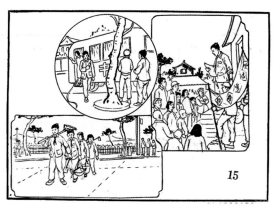

图 4-28   画册展示十六

三、《肺结核的防治》（图4-29～图4-52）

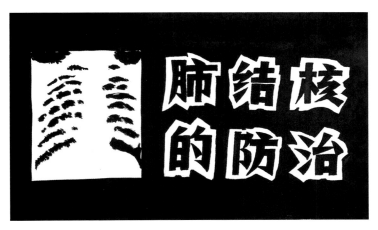

图 4-29　画册展示一

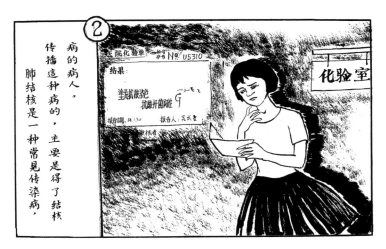

图 4-30　画册展示二

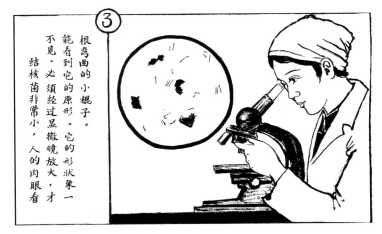

图 4-31　画册展示三

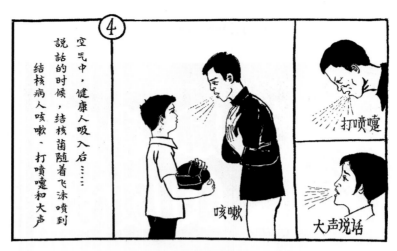

图 4-32　画册展示四

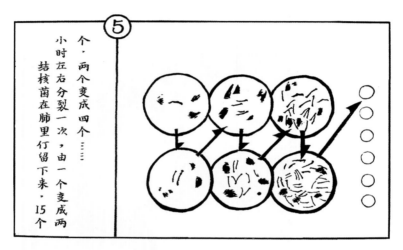

图 4-33　画册展示五

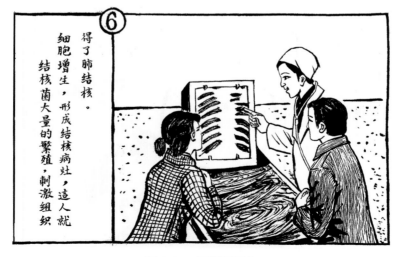

图 4-34　画册展示六

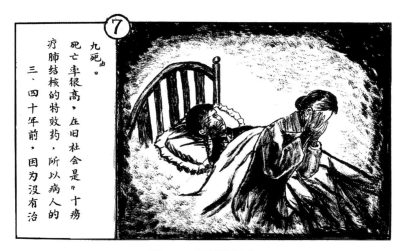

⑦ 九死"。
死亡率很高，在旧社会是"十痨
疗肺结核的特效药，所以病人的
三、四十年前，因为没有治

图 4-35 画册展示七

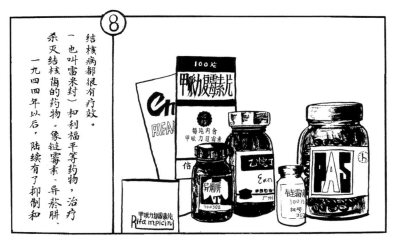

⑧ 结核病都很有疗效。
（一也叫雷米封）和利福平等药物，治疗
杀灭结核菌的药物，象链霉素、异烟肼、
一九四四年以后，陆续有了抑制和

图 4-36 画册展示八

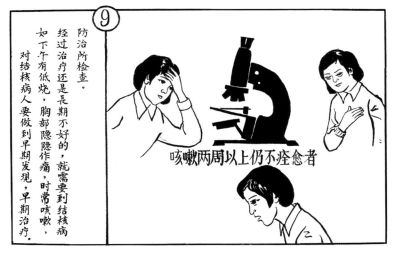

⑨ 防治所检查。
经过治疗还是长期不好的，就需要到结核病
如下午有低烧，胸部隐隐作痛，时常咳嗽，
对结核病人要做到早期发现，早期治疗。

咳嗽两周以上仍不痊愈者

图 4-37 画册展示九

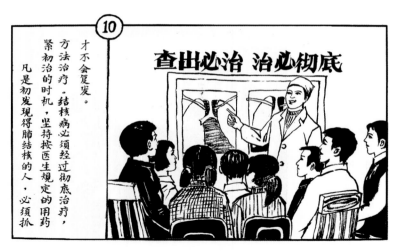

凡是初发现得肺结核的人，必须抓紧初治的时机，坚持按医生规定的用药方法治疗，结核病必须经过彻底治疗，才不会复发。

图 4-38　画册展示十

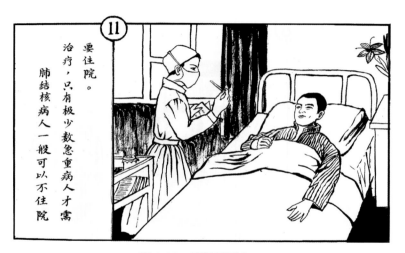

肺结核病人一般可以不住院治疗，只有极少数急重病人才需要住院。

图 4-39　画册展示十一

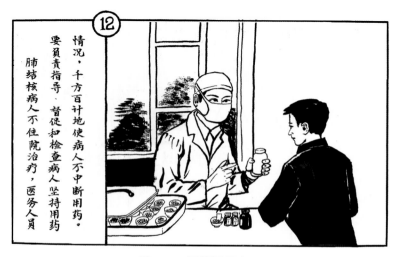

肺结核病人不住院治疗，医务人员要负责指导，督促和检查病人坚持用药情况，千方百计地使病人不中断用药。

图 4-40　画册展示十二

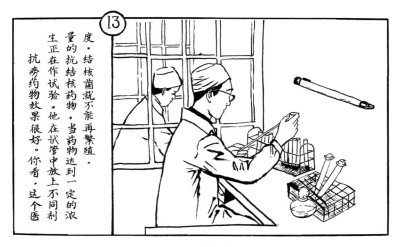

图 4-41　画册展示十三

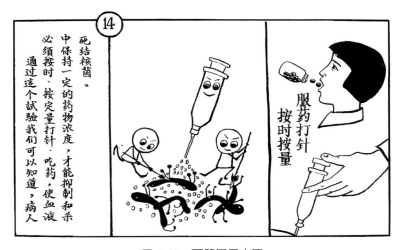

图 4-42　画册展示十四

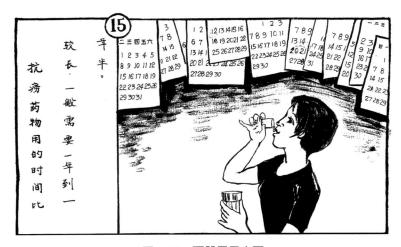

图 4-43　画册展示十五

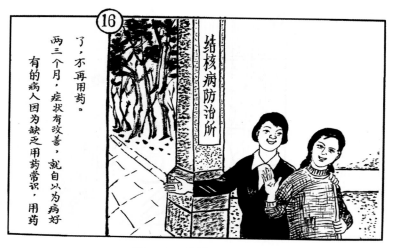

图 4-44　画册展示十六

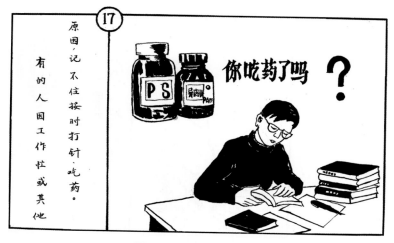

图 4-45　画册展示十七

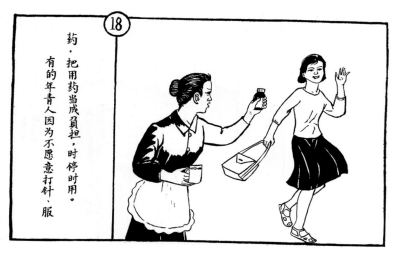

图 4-46　画册展示十八

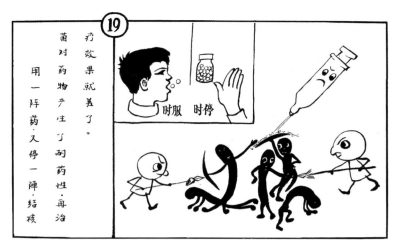

⑲ 疗效果就差了。菌对药物产生了耐药性，再治用一阵药，又停一阵，结核

图 4-47　画册展示十九

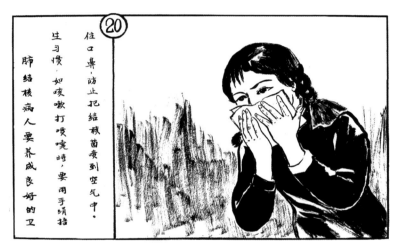

⑳ 住口鼻，防止把结核菌喷到空气中。生习惯，如咳嗽打喷嚏时，要用手绢捂肺结核病人要养成良好的卫

图 4-48　画册展示二十

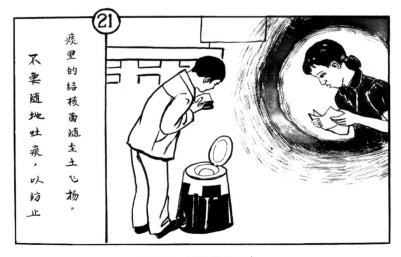

㉑ 痰里的结核菌随尘土飞扬。不要随地吐痰，以防止

图 4-49　画册展示二十一

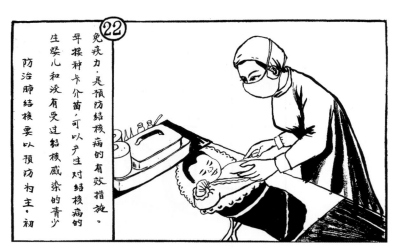

㉒ 免疫力，是预防结核病的有效措施。早接种卡介苗，可以产生对结核病的生婴儿和没有受过结核感染的青少防治肺结核要以预防为主，初

图 4-50　画册展示二十二

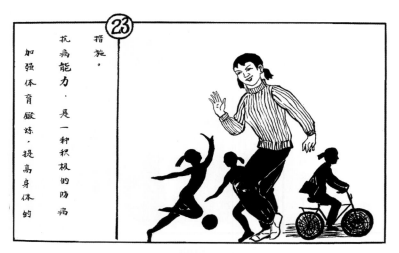

㉓ 措施。抗病能力，是一种积极的防病加强体育锻炼，提高身体的

图 4-51　画册展示二十三

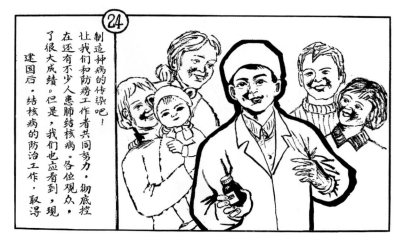

㉔ 制这种病的传染吧！让我们和防痨工作者共同努力，彻底控在还有不少人患肺结核病。各位观众，了很大成绩。但是，我们也应看到，现建国后，结核病的防治工作，取得

图 4-52　画册展示二十四

四、《不要随地吐痰》

中国防痨协会制作，1954年发行（图4-53～图4-68）。

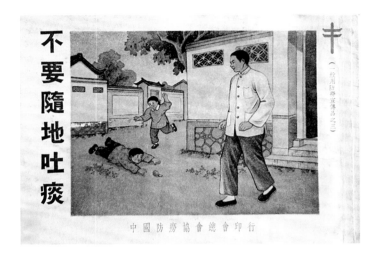

图 4-53　画册展示一

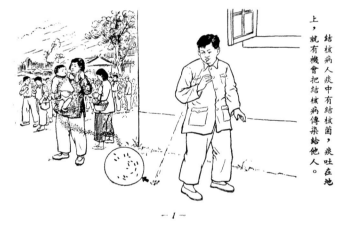

图 4-54　画册展示二

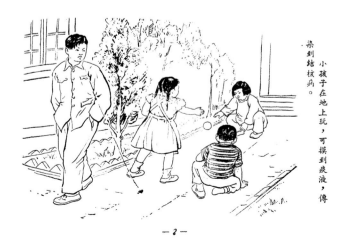

图 4-55　画册展示三

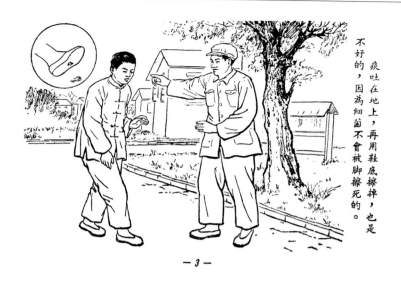

痰吐在地上，再用鞋底擦掉，也是不好的，因為細菌不會被腳擦死的。

—3—

图 4-56　画册展示四

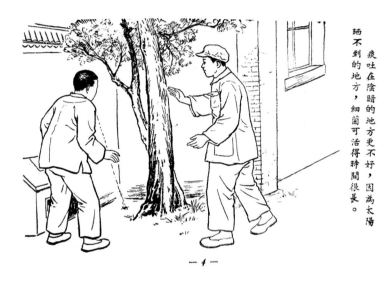

痰吐在陰暗的地方更不好，因為太陽晒不到的地方，細菌可活得時間很長。

—4—

图 4-57　画册展示五

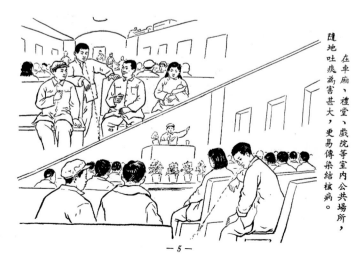

在車廂、禮堂、戲院等室內公共場所，隨地吐痰為害甚大，更易傳染結核病。

—5—

图 4-58　画册展示六

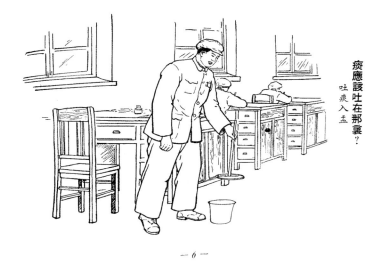

痰應該吐在那裏？

吐痰入盂

— 6 —

图 4-59　画册展示七

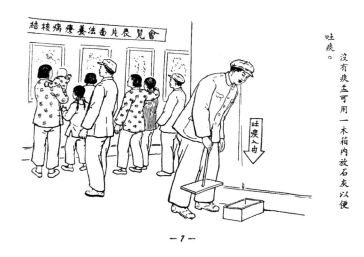

沒有痰盂可用一木箱内放石灰以便吐痰。

結核病療養法畫片展覽會

吐痰入内

— 7 —

图 4-60　画册展示八

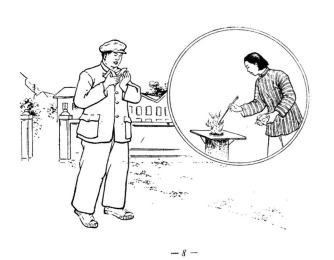

出外時將痰吐在紙内，再用火焚。

— 8 —

图 4-61　画册展示九

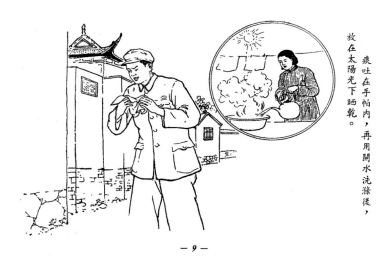

痰吐在手帕内，再用開水洗滌後，放在太陽光下晒乾。

－9－

图 4-62　画册展示十

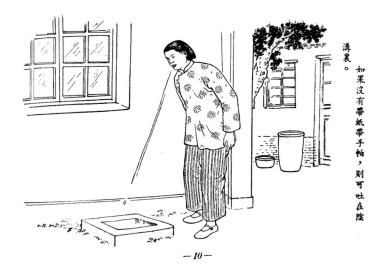

如果沒有帶紙帶手帕，則可吐在陰溝裏。

－10－

图 4-63　画册展示十一

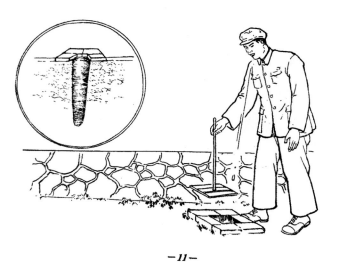

沒有陰溝的地方，可在地下挖一個兩尺深的坑，上面加一木蓋。

－11－

图 4-64　画册展示十二

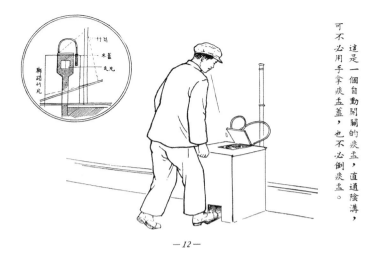

這是一個自動開關的痰盂，直通陰溝，可不必用手拿痰盂蓋，也不必倒痰盂。

—12—

图 4-65　画册展示十三

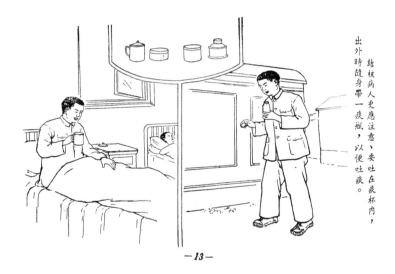

結核病人更應注意、要吐在痰杯內，出外時隨身帶一痰瓶，以便吐痰。

—13—

图 4-66　画册展示十四

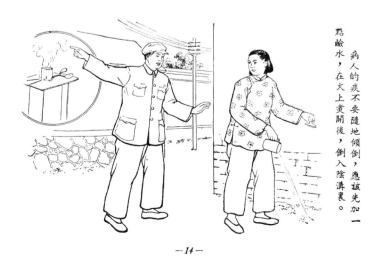

病人的痰不要隨地傾倒，應該先加一點鹼水，在火上煮開後，倒入陰溝裏。

—14—

图 4-67　画册展示十五

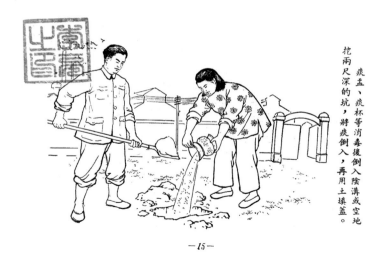

痰盂、痰杯等消毒後倒入陰溝或空地
挖兩尺深的坑，將痰倒入，再用土填盖。

—15—

图 4-68　画册展示十六

五、《肺结核病是能治愈的》

中国防痨协会编制（图 4-69～图 4-118）。

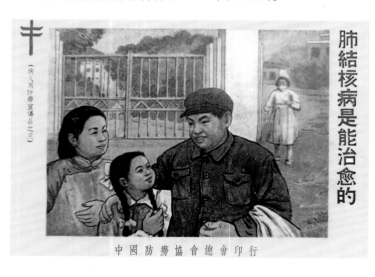

（病人用防痨宣传品之三）

图 4-69　画册展示一

肺結核病是能治愈的

中國防痨協會總會印行

图 4-70　画册展示二

治療肺結核病的基本原則

　　豐富的營養、新鮮空氣、住房寬敞、陽光充足、充分休息，精神愉快能提高人體對結核病的抵抗力。人體的抵抗力加強了，結核病也就容易治好了。

－ 1 －

图 4-71　画册展示三

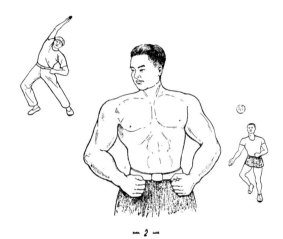

－ 2 －

图 4-72　画册展示四

肺結核病是能治癒的

　　從前，因為醫學不發達，診斷的方法不完善，也沒有X光機，查出來的肺結核病往往已極況重了。那時也沒有很好的藥物和外科手術來治療它，所以大家都以為它是一個不治之症。

　　現在科學昌明，在肺結核病的預防、診斷和治療技術上有了長足進步，可以把很輕微的早期的肺結核病發現出來，把它很快的治好。

　　在今天，肺結核病除非發現得太晚，否則是全可以治癒的。

－ 3 －

图 4-73　画册展示五

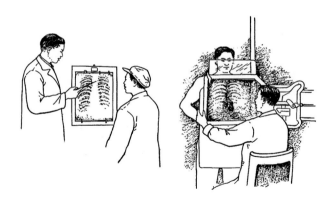

— 4 —

图 4-74　画册展示六

休 養 的 場 所

　　患肺結核病的人，不一定要到醫療設備很好的醫院
或療養院去休養。

　　肺結核病人可以在下列各種場所休養：

1. 在家中：祇要有一間房間，讓病人單獨居住，或將
　病床用布幔隔開，以免與家人接觸。

2. 在休養所：各單位自辦的休養所，是一種已經試行
　成功的休養辦法。

3. 在醫院：少數的病人，需積極治療的，可在醫院治
　療。

— 5 —

图 4-75　画册展示七

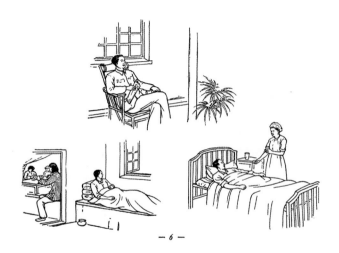

— 6 —

图 4-76　画册展示八

臥　床　休　息

有發熱，咯血，劇烈咳嗽，盜汗等現象時，一定要安靜臥床休息。

— 7 —

图 4-77　画册展示九

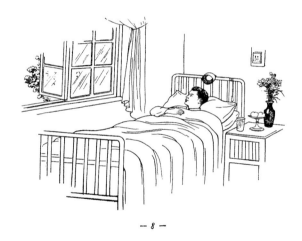

— 8 —

图 4-78　画册展示十

新　鮮　空　氣

肺結核病患者要呼吸新鮮空氣。在氣候晴和、無風的時候，多在戶外休息，但要避免直接晒太陽，也不要受涼。

— 9 —

图 4-79　画册展示十一

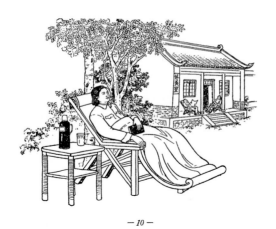

－10－　　　　　　　　　　　图 4-80　画册展示十二

醫　療　體　育

　　醫療體育能促進呼吸機能，加強新陳代謝作用，對神經系統有良好的影響，可調整各器官的功能，提高人體對結核病的抵抗力。

　　醫療體育要在臥床休息一個時期，食慾良好，體溫正常，體重增加，紅血球沉降率趨於正常，X光檢查病變已穩定後，可在醫生護士的指導下施行。

－11－　　　　　　　　　　　图 4-81　画册展示十三

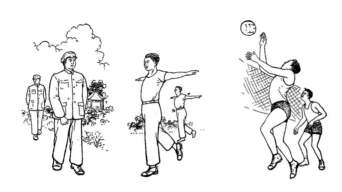

－12－　　　　　　　　　　　图 4-82　画册展示十四

精　神　愉　快

　　肺結核病患者要有革命樂觀主義的精神，根據巴甫
洛夫的學說，精神愉快，可以影響大腦皮質的調節功能，
通過反射作用，使病情好轉。

— 13 —

図 4-83　画册展示十五

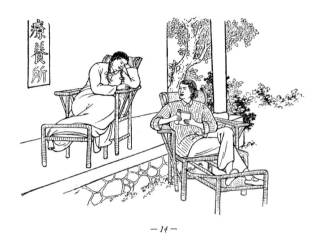

— 14 —

図 4-84　画册展示十六

充　分　的　營　養

　　增加營養可以提高人體對結核病的抵抗力。
　　營養中以蛋白質、醣、脂肪、維生素和礦物質最為
重要；可在肉類，荳類，穀類，蔬菜，水菓中得到。

— 15 —

図 4-85　画册展示十七

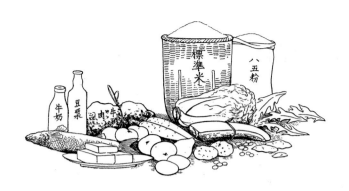

－16－

图 4-86　画册展示十八

　　蛋白質　蛋白質可從肉、魚、蛋、牛奶、黃豆、豆腐、豆
漿、花生等食物中得到。

　　肺結核病患者，要多攝取蛋白質，每天每公斤體重
需要蛋白質至少 1.5 克。一個體重 60 公斤的成人需要 90
克。

　　脂　肪　肺結核病患者不宜多進脂肪，每日以 80—100
克為限。

　　肉、猪油、牛油、牛奶、奶油、蛋黃、芝蔴、菜子、花
生、黃豆中含有大量的脂肪。

　　醣　醣可從米、麵、玉蜀黍、大豆、甜薯、馬鈴薯等
食物中得到。肺結核病患者不宜多吃醣類食物，注射葡
蔔糖針劑更無必要，患者每日攝取醣量不應超過 400 克。

－17－

图 4-87　画册展示十九

營養素	蛋白質	醣	脂肪
每日需要量	90—100克	不超過400克	不超過100克
食物	肉、魚、蛋、牛奶、黃豆、豆腐、豆漿、花生、五穀類。	米、麵、玉蜀黍、大豆、甜薯、馬鈴薯。	肉、猪油、牛奶、奶油、蛋黃、黃豆、芝蔴、花生、菜子。

－18－

图 4-88　画册展示二十

维　生　素

　　肺結核病患者要多攝取各種維生素，尤其是維生素乙₁及維生素丙。

　　魚、肉、肝、腎、牛奶、奶油、黃豆、花生、豆漿、蔬菜、水菜中含有大量維生素，供患者的需要。飲食正常的人，不需另行注射或口服維生素製劑。

—19—

图 4-89　画册展示二十一
维生素乙，即维生素 B；维生素丙，即维生素 C。

維生素	維生素甲	維生素乙₁	維生素丙	維生素丁
每日需要量	3000—5000 國際單位	2.0—2.5 毫克	70—100 毫克	500—700 國際單位
食物	肝、蛋黃、牛奶、奶油、魚、蝦、胡蘿蔔、黃豆、薺菜、莧菜。	米、麵、黃豆、赤豆、豌豆、肉、肝、腎、酵母。	新鮮蔬菜、水菜、肝。	魚肝油、牛奶、奶油、肝、蛋黃。

—20—

图 4-90　画册展示二十二
维生素甲，即维生素 A；维生素乙，即维生素 B；维生素丙，即维生素 C；维生素丁，即维生素 D。

礦　物　質

　　肺結核病患者需要攝取鈣、磷、鉄等礦物質。

　　下表食物中含有豐富的礦物質，並且容易為身體吸收利用。

—21—

图 4-91　画册展示二十三

礦物質	鈣	磷	鐵
每日需要量	0.6—0.8 克	1.30 克	8—12 毫克
食物	牛奶、雞蛋、黃豆、蝦米、雞蔔乾、薺菜、油菜、白菜、瓜子。	牛奶、雞蛋、魚、肉、穀類、乾豆、硬果、蔬菜。	肝、腎、蛋黃、瘦肉、蔬菜、水菓。

— 22 —

图 4-92　画册展示二十四

營養與經濟條件

　　食物祇要選擇調配得好，卽使經濟條件差的患者，也能得到很好的營養。有些價值昂貴的食物，其營養價值反不如普通的青菜豆腐。

— 23 —

图 4-93　画册展示二十五

肺結核患者的食譜 (一日量)

	經濟不受限制者	較經濟	最經濟
牛　奶	12兩	——	——
蛋　類	4個	2個	——
肉　魚	半斤	4兩	——
蔬　菜	半斤	1斤	1斤
根莖類	半斤	半斤	1斤
豆　類	4兩	半斤	1斤
水　菜	半斤	——	——
穀　類	1斤	1斤	1斤
豆　漿	——	12兩	12兩

蔬　菜：白菜，菠菜，薺菜，油菜等。　　豆類：黃豆，豆腐，豌豆。
根莖類：紅白雞蔔，西紅柿，馬鈴薯。　　穀類：米，麵，玉蜀黍。

— 24 —

图 4-94　画册展示二十六

藥 物 治 療

肺結核的治療基本上是以休息、營養、空氣、陽光為主，但在某些病情，如急性肺結核，或是在浸潤進展期的肺結核病，現在有的藥品如鏈黴素、對氨柳酸、氨硫脲、異菸肼等有一定的治療作用，但必須在有經驗的醫生的指導下，配合休養使用。

— 25 —

图 4-95 画册展示二十七

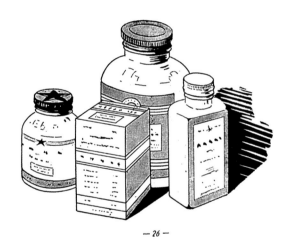

— 26 —

图 4-96 画册展示二十八

鏈 黴 素

鏈黴素對急性和亞急性血行播散型肺結核，新鮮形成的病灶和新鮮的播散病灶有很好的治療功效。但對於慢性的結核病灶和纖維空洞性病變沒有作用，反而易使結核菌產生抗藥性。

鏈黴素在治療肺結核病上有一定的限制，不能隨便濫用。

— 27 —

图 4-97 画册展示二十九

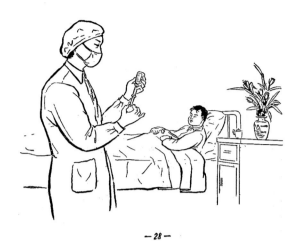

— 28 —

图 4-98　画册展示三十

異　菸　肼

異菸肼能治療各型在進展期和溶解播散期的肺結核病，與黴鏈素合用可治療急性粟粒型肺結核及結核性腦膜炎。

異菸肼的療效良好，服法簡單，反應較少。但對慢性病灶及纖維空洞病變亦無療效。

— 29 —

图 4-99　画册展示三十一

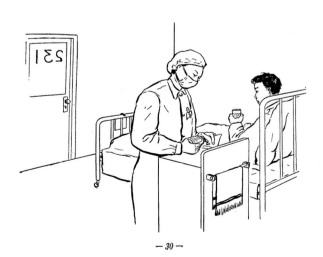

— 30 —

图 4-100　画册展示三十二

對 氨 柳 酸

對氨柳酸的治療效果較為緩慢，故在治療急性結核病時需與鏈黴素或異菸肼合用，如已經獲得效果而要鞏固此效果時，可單用對氨柳酸。

對氨柳酸單獨使用或與鏈黴素、異菸肼合用時，可治療各型肺結核的進展期與溶解播散期、結核性膿胸、淋巴結結核。

－ 31 －

图 4-101 画册展示三十三

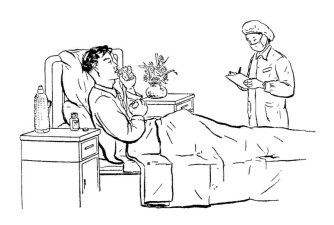

－ 32 －

图 4-102 画册展示三十四

手 術 治 療

人工氣胸、人工氣腹、膈神經麻痺術、胸廓改形術、肺切除術等能輔助肺結核病的治療，用之得當，功效很大，但一定要由醫師根據病情來決定。

图 4-103 画册展示三十五
随着结核病治疗研究的发展，现在已经不再采用这类手术治疗手段。

－ 33 －

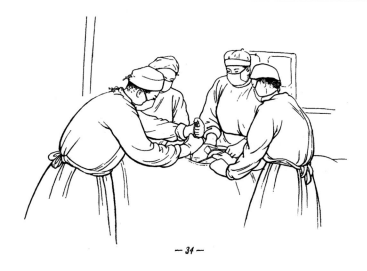

— 34 —

图 4-104　画册展示三十六
随着结核病治疗研究的发展，现在已经不再采用这类手术治疗手段。

人 工 氣 胸

人工氣胸是把空氣注入到胸膜腔内，目的是使肺部得到鬆弛，減少呼吸運動，使肺部有病的地方得到適當的休息，使肺部血液和淋巴液的流動遲緩，改變神經系統狀態，幫助肺部病灶的吸收，空洞閉合，限止毒素進入血液，消除中毒現象。

— 35 —

图 4-105　画册展示三十七
随着结核病治疗研究的发展，现在已经不再采用人工气胸手段。

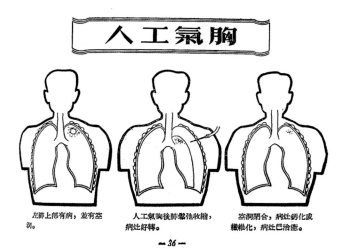

人 工 氣 胸

左肺上部有病，並有空洞。

人工氣胸後肺鬆弛收縮，病灶好轉。

空洞閉合，病灶鈣化或纖維化，病灶已治癒。

— 36 —

图 4-106　画册展示三十八
随着结核病治疗研究的发展，现在已经不再采用人工气胸手段。

人 工 氣 腹

人工氣腹是把空氣注入到腹膜腔內，使橫膈膜抬高，運動減少，其目的和作用和人工氣胸相同。

— 37 —

图 4-107 画册展示三十九

随着结核病治疗研究的发展，现在已经不再采用人工气腹手段。

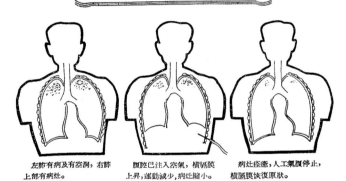

左肺有病及有空洞，右肺上部有病灶。

腹腔已注入空氣，橫膈膜上昇，運動減少，病灶縮小。

病灶痊癒，人工氣腹停止，橫膈膜恢復原狀。

— 38 —

图 4-108 画册展示四十

随着结核病治疗研究的发展，现在已经不再采用人工气腹手段。

膈 神 經 麻 痹 術

膈神經麻痹術是在頸部開一小刀口，把膈神經找出來，用鉗子壓幾下，使它暫時失去作用，於是受它所管的橫膈膜就上昇起來，不再上下活動，肺部得到休息，促進病灶的癒合。

图 4-109 画册展示四十一

随着结核病治疗研究的发展，现在已经不再采用膈神经麻痹术。

— 39 —

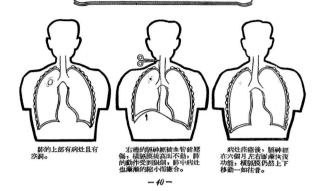

膈神經麻痺術

肺的上部有病灶且有空洞。

右邊的膈神經被血管鉗鉗傷，橫膈膜提高而不動，肺的動作受到牽制，肺中病灶也漸漸的縮小而癒合。

病灶癒癒後，膈神經在六個月左右逐漸恢復功能，橫膈膜仍然上下移動一如往昔。

— 40 —

图 4-110　画册展示四十二
随着结核病治疗研究的发展，现在已经不再采用膈神经麻痹术。

胸廓成形術和肺切除術

一側肺部有纖維空洞，洞壁很厚，人工氣胸、氣腹、膈神經麻痺術不能收效，可用胸廓改形術，將有病部份上的幾根肋骨切除，胸壁下陷，使病肺受到永久性的壓縮，空洞得以壓癟而痊愈。

手術以後，胸廓外表並無顯著改變，身體姿勢亦如正常。

肺部有厚壁空洞，但因枝氣管狹窄，枝氣管擴張，空洞位於肺下部或靠近肺門，或用胸廓改形術後空洞仍不能閉合的，或有結核瘤正在溶解的都可用肺切除術根治。

— 41 —

图 4-111　画册展示四十三
随着结核病治疗研究的发展，现在已经不再采用胸廓改形术。

胸廓改形術

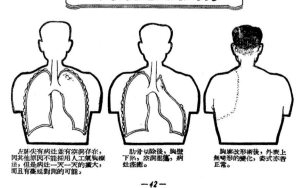

左肺尖有病灶並有空洞存在，因其他原因不能採用人工氣胸療法，但是病灶一天一天的擴大，而且有蔓延對側肺的可能。

肋骨切除後，胸壁下陷，空洞閉癟，病灶癒癒。

胸廓改形術後，外表上無畸形的變化，姿式亦者正常。

— 42 —

图 4-112　画册展示四十四
随着结核病治疗研究的发展，现在已经不再采用胸廓改形术。

要 有 治 癒 的 信 心

　　解放後，由於生活條件的改善，人民政府又積極設
法進行各種防治工作，頒佈了勞動保險、公費醫療條例，
又因醫學上的進步，我們有信心一定能將肺結核病治好
的。

－43－

图 4-113　画册展示四十五

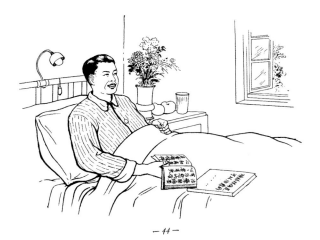

－44－

图 4-114　画册展示四十六

要 和 醫 師 合 作

　　要聽從醫師的囑告，和醫護人員合作，不要自作主
張、輕信旁人的閒話。

－45－

图 4-115　画册展示四十七

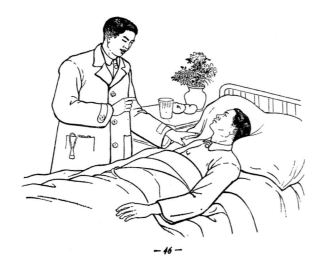

— 46 —

图 4-116　画册展示四十八

早 日 恢 復 健 康

結核病是可以治癒的，治癒後可以照常參加國家的
經濟建設。

— 47 —

图 4-117　画册展示四十九

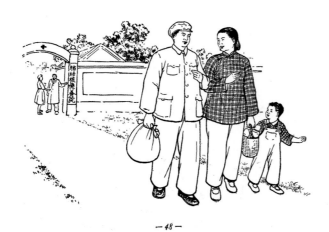

— 48 —

图 4-118　画册展示五十

六、《积极防治肺结核》

上海结核病中心结防所（图 4-119～图 4-141）。

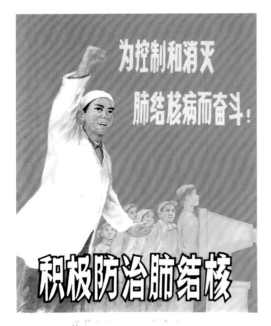

图 4-119　画册展示一

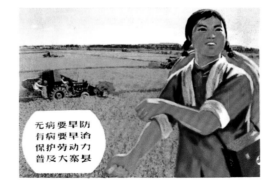

要高举毛主席伟大旗帜，在毛主席革命路线指引下，以阶级斗争为纲，切实贯彻"预防为主"的方针，紧紧依靠赤脚医生，广泛深入开展肺结核病的宣传，预防接种，早期发现，治疗管理等综合防治措施，为保护劳动力，为"抓革命、促生产"，为"工业学大庆"，"农业学大寨"，为社会主义革命和社会主义建设贡献我们的力量。

图 4-120　画册展示二

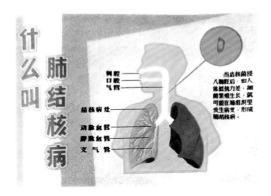

什么叫肺结核病？它是由一种很小的细菌叫结核杆菌，通过呼吸道进入肺内，如果我们人体抵抗力差，细菌量多、就在肺内生长繁殖，形成肺结核病。如结核菌侵入其他器官，同样可以发生淋巴结核、骨结核、肾结核等。

图 4-121　画册展示三

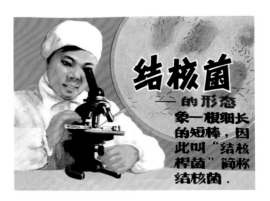

这种细菌肉眼看不见，在显微镜放大下，它的形状象一根细小的短棒，医学上叫结核杆菌，简称结核菌。

图 4-122　画册展示四

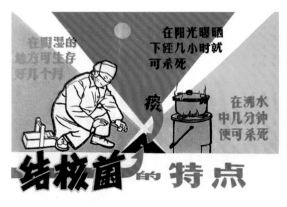

结核菌 的特点

别看这小小的细菌，可厉害！如有带结核菌的痰吐在阴湿的地方，这种细菌可以生存几个月，但它也是纸老虎，在阳光直接曝晒下，几个小时就能杀死，它最怕湿性高温，在开水中几分钟就杀死。

图 4-123　画册展示五

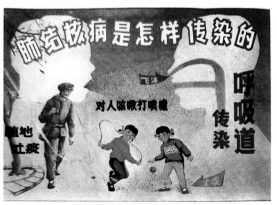

肺结核病是一种传染病，它的传染途径有二种：一种比较常见的是呼吸道传染，一种是消化道传染。

呼吸道传染：病人咳嗽、打喷嚏时喷出带有结核菌的飞沫，可达三尺至六尺的距离，这是主要的传染途径。或者带菌的痰吐在地上，干燥后，随着灰尘飞扬，吸入到肺里，就可得肺结核病。

图 4-124　画册展示六

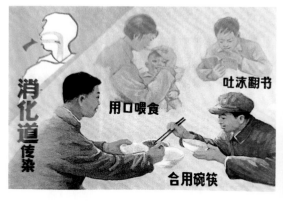

消化道传染：就是病人和健康人合用碗筷，病人给小孩用口喂食，吐沫翻书，点钞票；健康人就有可能得肺结核病。

图 4-125　画册展示七

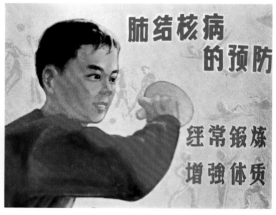

"预防为主"党号召，
体育锻炼很重要，
工作活动安排好，
增强体质抗肺痨。

图 4-126　画册展示八

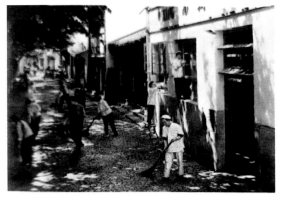

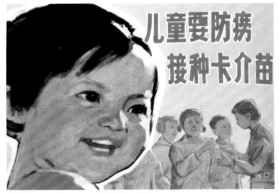

卫生工作党领导，

赤脚医生要依靠，

爱国卫生人人搞，

定把疾病控制好。

大人健康保护好，儿童健康更重要，

保护革命下一代，各位家长应记牢；

小小一支卡介苗，儿童防痨有功效。

图 4-127　画册展示九

图 4-128　画册展示十

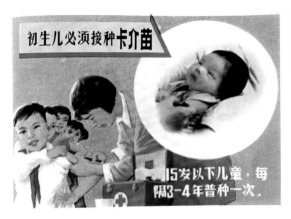

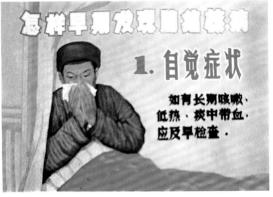

卡介苗接种的对象，新生儿生下来应及时接种，十五岁以下的儿童每隔3－4年普种一次。

早期发现，早期诊断很重要，不但可以缩短疗程，提高医疗效果，有利于抓革命，促生产，而且及时治疗后就能控制传染，减少疾病的传播。

早期发现有下列三个方面：

第一、经常感冒，长期咳嗽，痰中带血，低热盗汗，往往是肺结核病的早期症状。要及时检查，年纪大的更要注意。

图 4-129　画册展示十一

图 4-130　画册展示十二

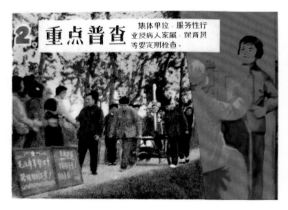

第二、肺结核病在早期阶段，往往没有明显症状，因此要定期作肺部X线健康检查，这是早期发现病人的好方法。集体单位，病人家属，保育人员，服务性行业人员，是定期普查的重要对象。

图4-131   画册展示十三

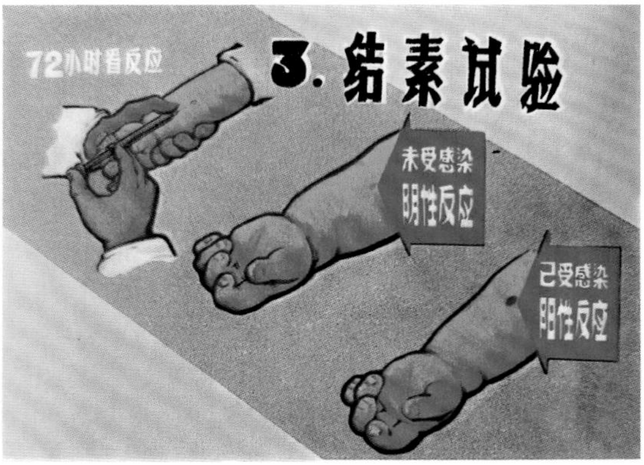

第三、结核菌素试验，可以判断有没有受过结核菌感染，接触结核病人的儿童，结核菌素试验阳性反应者，必须进行胸部X线健康检查。

图4-132   画册展示十四

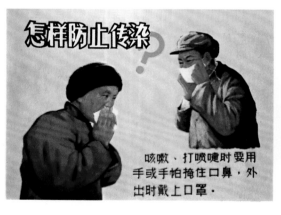

肺结核病是一种传染病，与遗传无关，但只要认真做好消毒隔离工作，是完全可以防治的。病人不要对人咳嗽、打喷嚏、高声讲话，还要用手或手帕掩住口鼻。外出时最好戴上口罩。

图4-133   画册展示十五

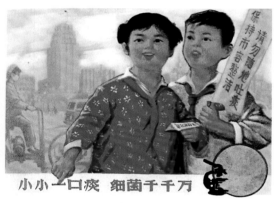

别看小小一口痰，痰里细菌千千万，随地吐痰害处大，市容整洁受妨碍，细菌一旦传开来，影响健康误生产，大家一起来动员，坚决改掉坏习惯。

图4-134   画册展示十六

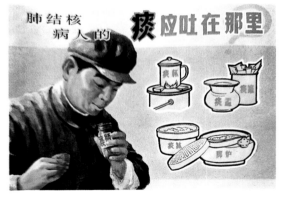

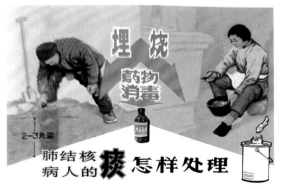

活动性结核病人要做到在家把痰吐在痰盂、痰杯、痰罐里，也可以吐在放有稻草灰的脚炉、钵头里，外出时可以吐在痰瓶里。

痰吐后，钵头和脚炉里的痰，可以连灰一起倒在灶肚里烧掉，其他容器里的痰，可以放同等量的5%来苏尔或0.5%过氧乙酸，达到消毒目的。也可以挖一个2—3尺深坑，把痰倒在坑内盖好，痰满后将土埋掉。

图 4-135　画册展示十七　　　　　　　　图 4-136　画册展示十八

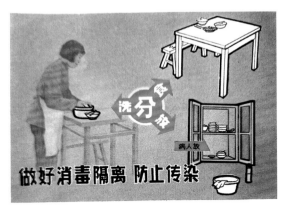

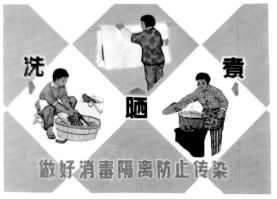

肺结核病人要有自己的专用碗筷、调羹等食具，要与健康的人分食。食具要分开洗，分开放。

病人用的衣服，棉被要经常洗，经常放在太阳底下曝晒。

图 4-137　画册展示十九　　　　　　　　图 4-138　画册展示二十

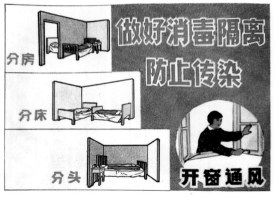

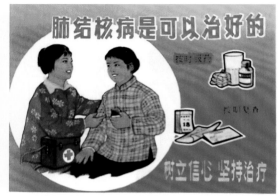

开放性肺结核病人要与健康人分开睡,根据不同条件,分房、分床、分头睡都可以。住宿要经常打开窗户,保持空气流通。

得了肺结核病,并不可怕,但也不能麻痹大意,只要树立为革命治病的信心和决心,坚持革命乐观主义精神,正确对待疾病,在赤脚医生和医务人员的积极治疗下,肺结核病是完全可以治好的。

图 4-139　画册展示二十一

图 4-140　画册展示二十二

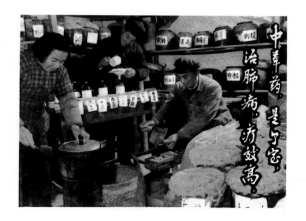

中国医药学是一个伟大的宝库,中医、中药、新针疗法治疗肺结核病的群众运动蓬勃开展,尤其是农村,在大队卫生室赤脚医生的努力下,自采、自种中草药,送医送药上门,受到贫下中农的欢迎。

图 4-141　画册展示二十三

第五章 防痨幻灯

过去很长时期内,幻灯是一种比较"时髦"的培训和宣传方式。我国从20世纪50年代开始就使用幻灯进行结核病知识的授课和宣传。当时幻灯的制作一般需要专业机构完成,幻灯的播放也需要专用设备。

一、《怎样防治肺结核》

北京幻灯制片厂制作。20世纪60年代初发行(图5-1~图5-26)。

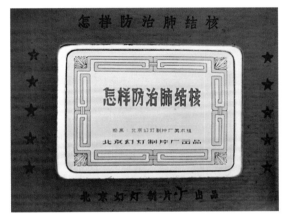

图 5-1 幻灯展示一

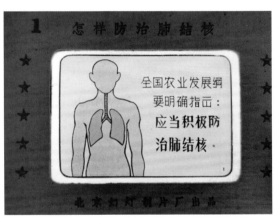

图 5-2 幻灯展示二

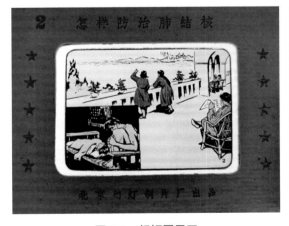

图 5-3 幻灯展示三

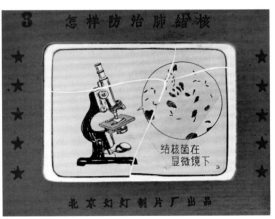

图 5-4 幻灯展示四

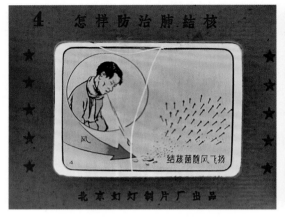

图 5-5　幻灯展示五

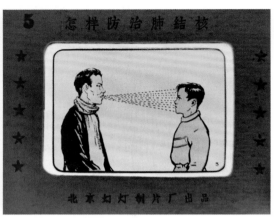

图 5-6　幻灯展示六

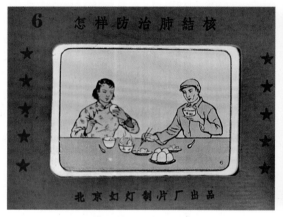

图 5-7　幻灯展示七

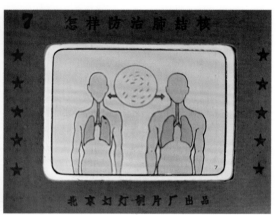

图 5-8　幻灯展示八

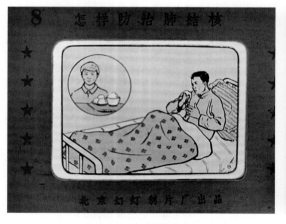

图 5-9　幻灯展示九

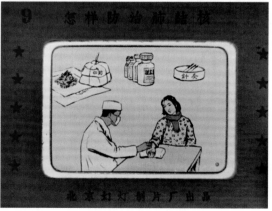

图 5-10　幻灯展示十

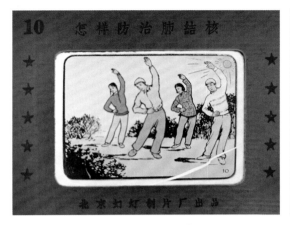

图 5-11　幻灯展示十一

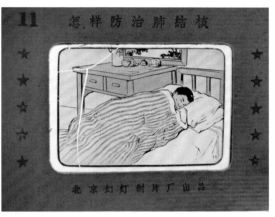

图 5-12　幻灯展示十二

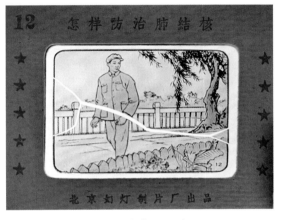

图 5-13　幻灯展示十三

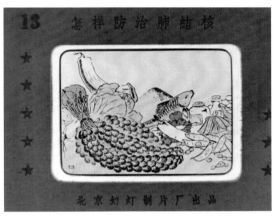

图 5-14　幻灯展示十四

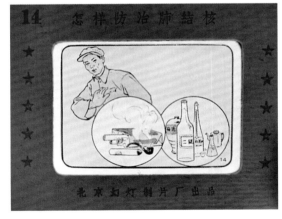

图 5-15　幻灯展示十五

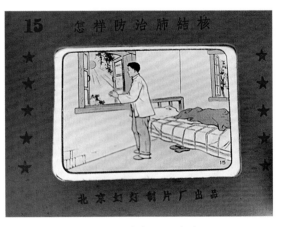

图 5-16　幻灯展示十六

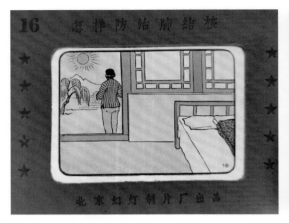

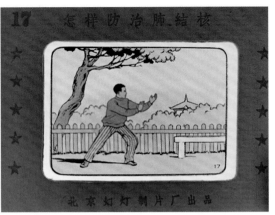

图 5-17　幻灯展示十七　　　　　　　　图 5-18　幻灯展示十八

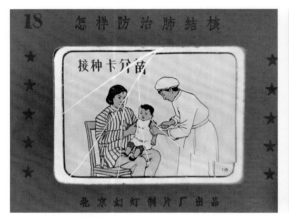

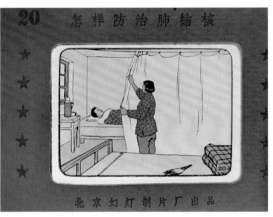

图 5-19　幻灯展示十九　　　　　　　　图 5-20　幻灯展示二十

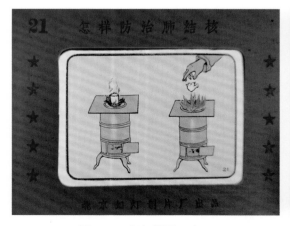

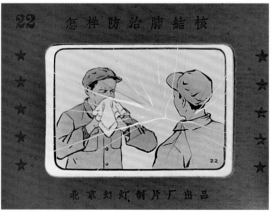

图 5-21　幻灯展示二十一　　　　　　　图 5-22　幻灯展示二十二

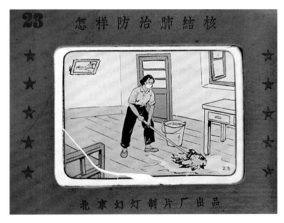

图 5-23　幻灯展示二十三

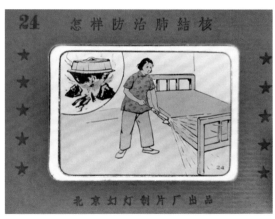

图 5-24　幻灯展示二十四

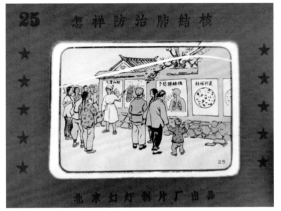

图 5-25　幻灯展示二十五

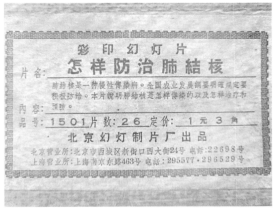

图 5-26　幻灯展示二十六

二、《早期发现肺结核病》

这套幻灯罕见地采用玻璃制作，保存完好。由安徽省美术幻灯工厂 1958 年 5 月制作完成（图 5-27～图 5-52）。

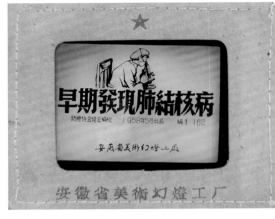

图 5-27　幻灯展示一

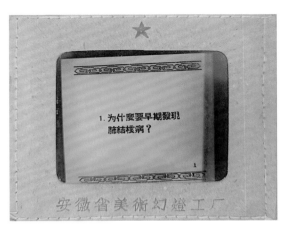

图 5-28　幻灯展示二

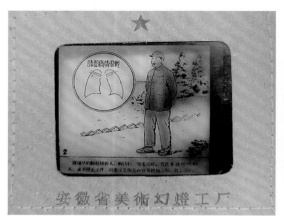

图 5-29　幻灯展示三

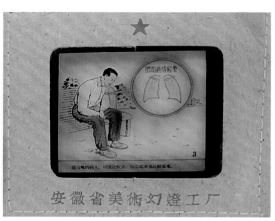

图 5-30　幻灯展示四

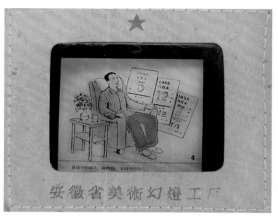

图 5-31　幻灯展示五

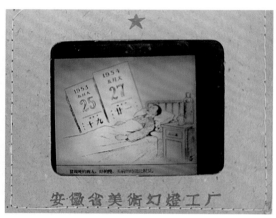

图 5-32　幻灯展示六

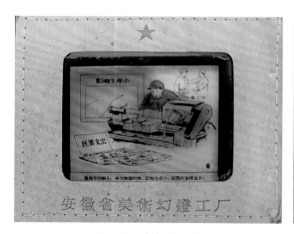

图 5-33　幻灯展示七

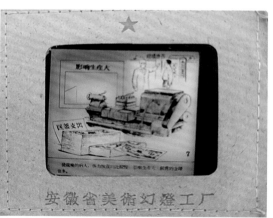

图 5-34　幻灯展示八

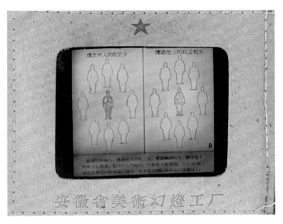

图 5-35　幻灯展示九

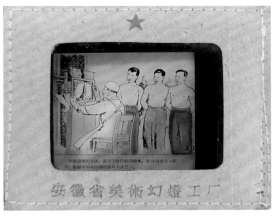

图 5-36　幻灯展示十

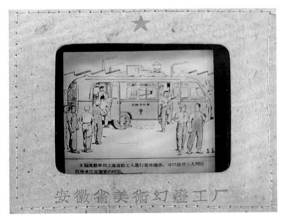

图 5-37　幻灯展示十一

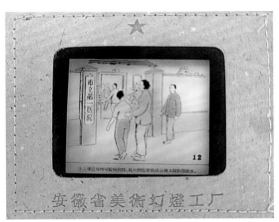

图 5-38　幻灯展示十二

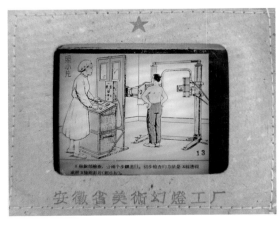

图 5-39　幻灯展示十三

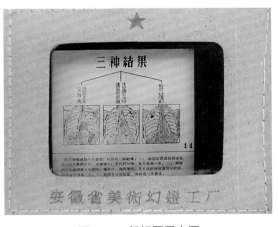

图 5-40　幻灯展示十四

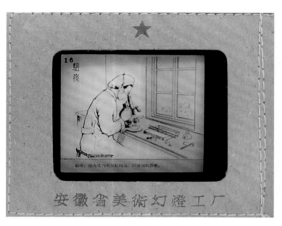

图 5-41　幻灯展示十五

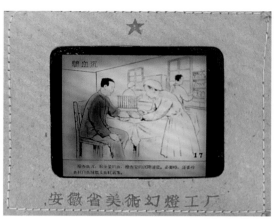

图 5-42　幻灯展示十六

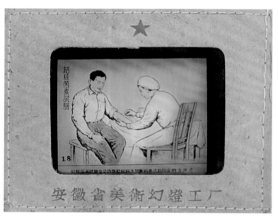

图 5-43　幻灯展示十七

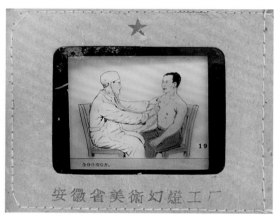

图 5-44　幻灯展示十八

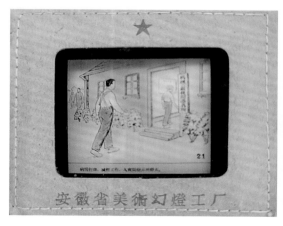

图 5-45　幻灯展示十九

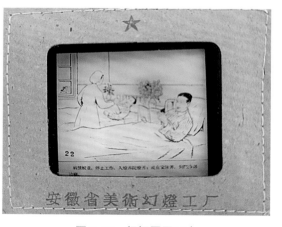

图 5-46　幻灯展示二十

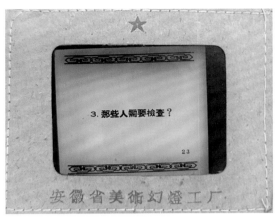

图 5-47　幻灯展示二十一

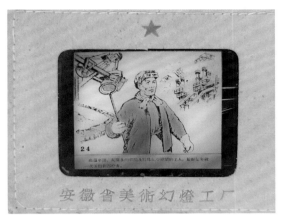

图 5-48　幻灯展示二十二

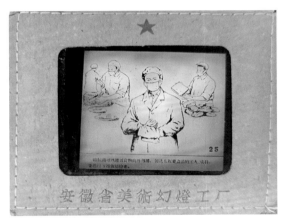

图 5-49　幻灯展示二十三

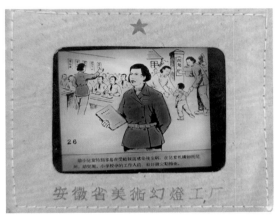

图 5-50　幻灯展示二十四

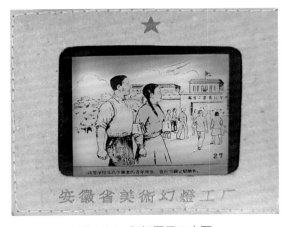

图 5-51　幻灯展示二十五

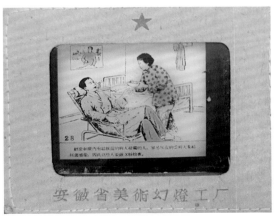

图 5-52　幻灯展示二十六

第六章　防痨展板

　　展板是结核病宣传的一种形式。它具有一次制作、多次使用的优点,且移动方便,便于布展。

一、上海结核病宣传展板

　　内容丰富,制作精美。大约制作于20世纪50年代(图6-1～图6-53)。

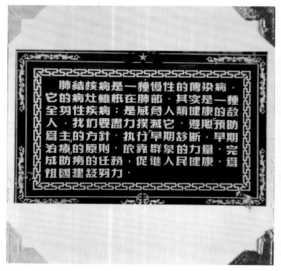

图6-1　展板展示一

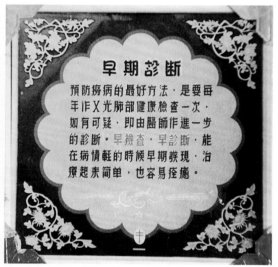

图6-2　展板展示二

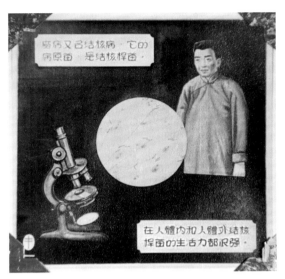

图 6-3 展板展示三

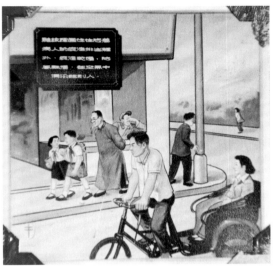

图 6-4 展板展示四

文字内容为：结核杆菌往往随着病人的痰液排出体外，痰液干后，随风飘散，在空气中传染给别人。

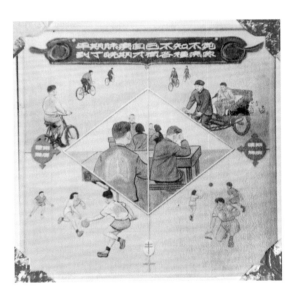

图 6-5 展板展示五

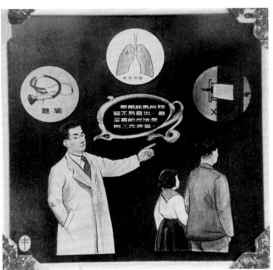

图 6-6 展板展示六

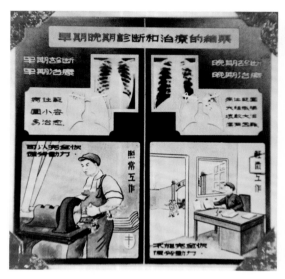
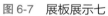

图 6-7　展板展示七

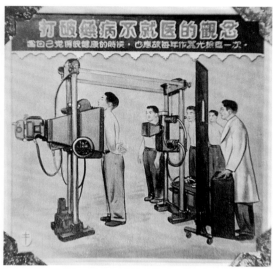

图 6-8　展板展示八

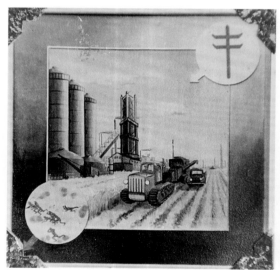

图 6-9　展板展示九

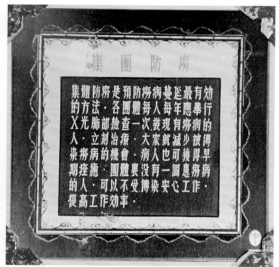

图 6-10　展板展示十

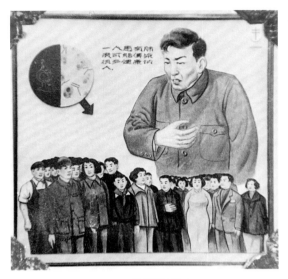

图 6-11 展板展示十一

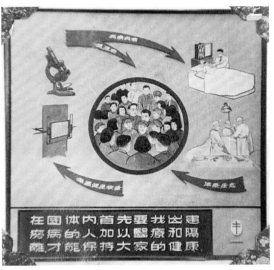

图 6-12 展板展示十二

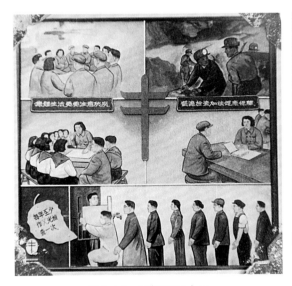

图 6-13 展板展示十三

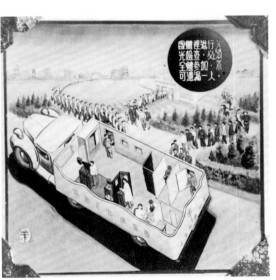

图 6-14 展板展示十四

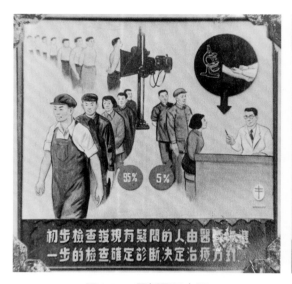

图 6-15　展板展示十五

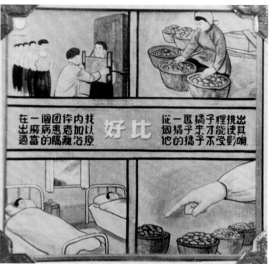

图 6-16　展板展示十六

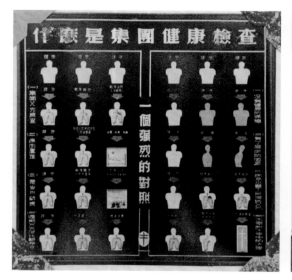

图 6-17　展板展示十七

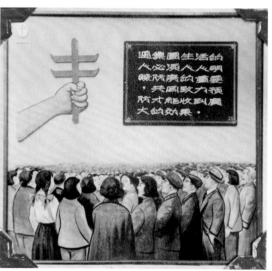

图 6-18　展板展示十八

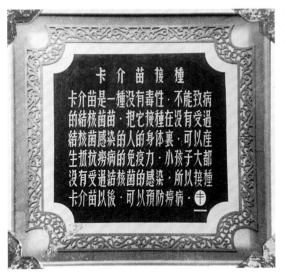

图 6-19　展板展示十九

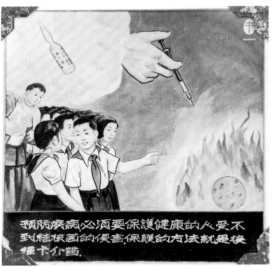

图 6-20　展板展示二十

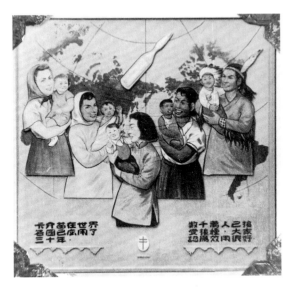

图 6-21　展板展示二十一

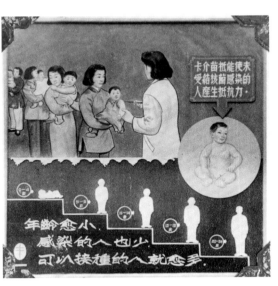

图 6-22　展板展示二十二

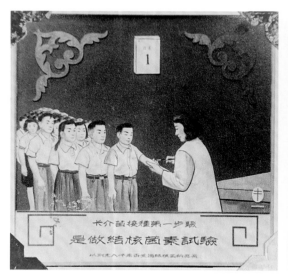

图 6-23　展板展示二十三

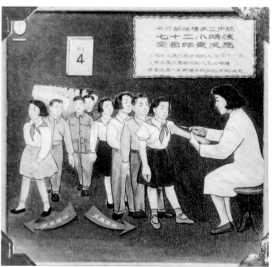

图 6-24　展板展示二十四

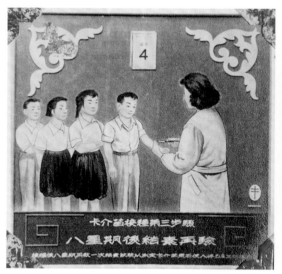

图 6-25　展板展示二十五

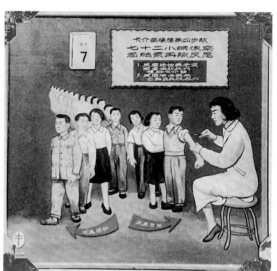

图 6-26　展板展示二十六

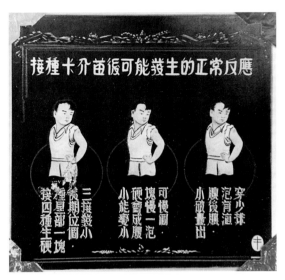

图 6-27 展板展示二十七

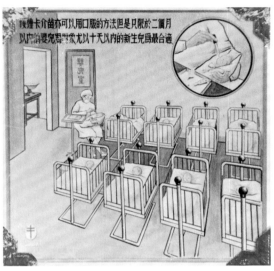

图 6-28 展板展示二十八

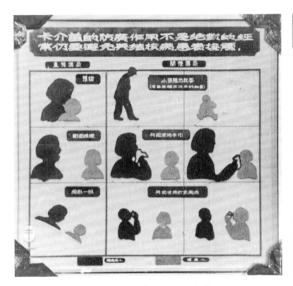

图 6-29 展板展示二十九

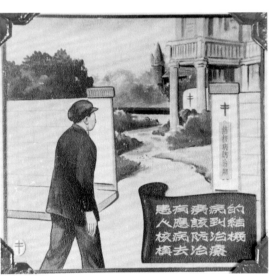

图 6-30 展板展示三十

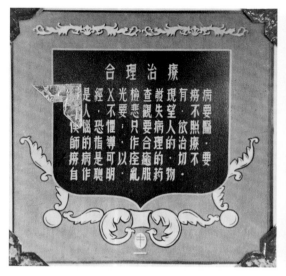

图 6-31　展板展示三十一

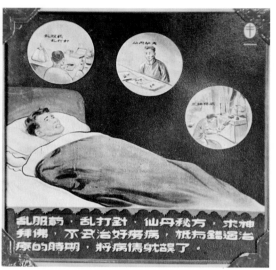

图 6-32　展板展示三十二

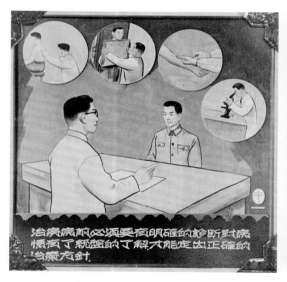

图 6-33　展板展示三十三

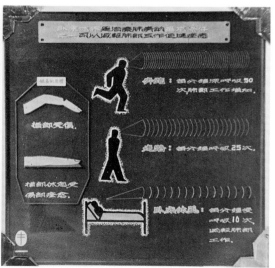

图 6-34　展板展示三十四

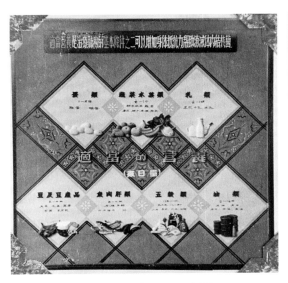

图 6-35　展板展示三十五

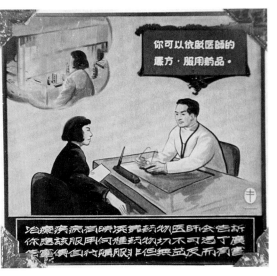

图 6-36　展板展示三十六

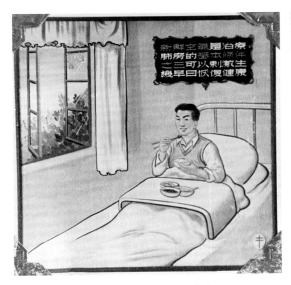

图 6-37　展板展示三十七

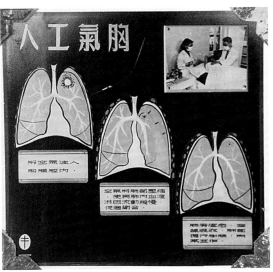

图 6-38　展板展示三十八

随着结核病治疗技术的快速发展,现在的治疗已经
不再采用人工气胸技术。

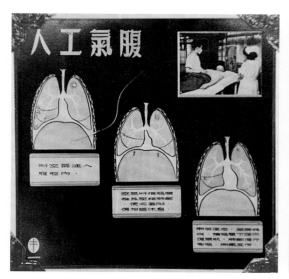

图 6-39　展板展示三十九

随着结核病治疗技术的快速发展，现在的治疗已经不再采用人工气腹技术。

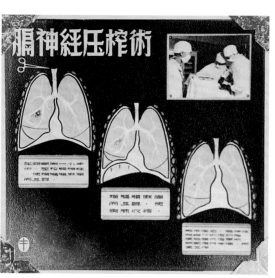

图 6-40　展板展示四十

随着结核病治疗技术的快速发展，现在的治疗已经不再采用膈神经压榨术。

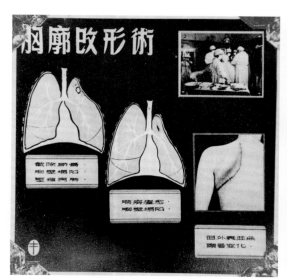

图 6-41　展板展示四十一

随着结核病治疗技术的快速发展，现在的治疗已经不再采用胸廓改形术。

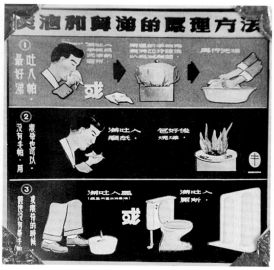

图 6-42　展板展示四十二

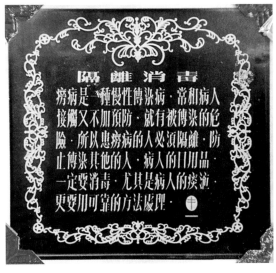

图 6-43　展板展示四十三

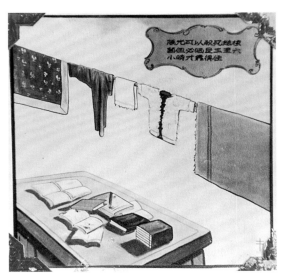

图 6-44　展板展示四十四

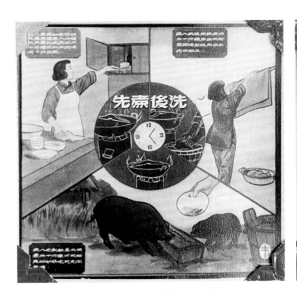

图 6-45　展板展示四十五

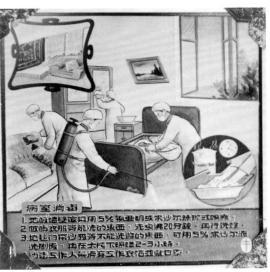

图 6-46　展板展示四十六

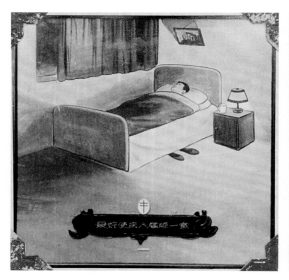

图 6-47　展板展示四十七

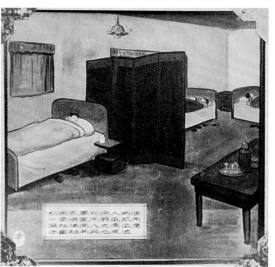

图 6-48　展板展示四十八

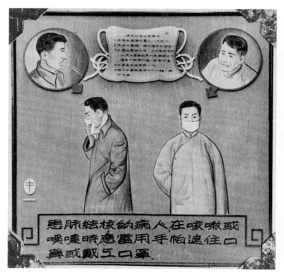

图 6-49　展板展示四十九

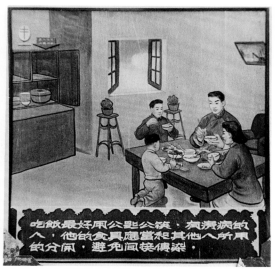

图 6-50　展板展示五十

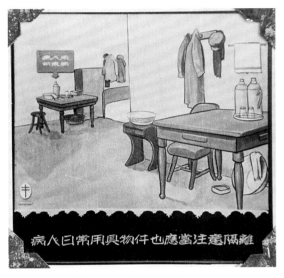

图 6-51　展板展示五十一

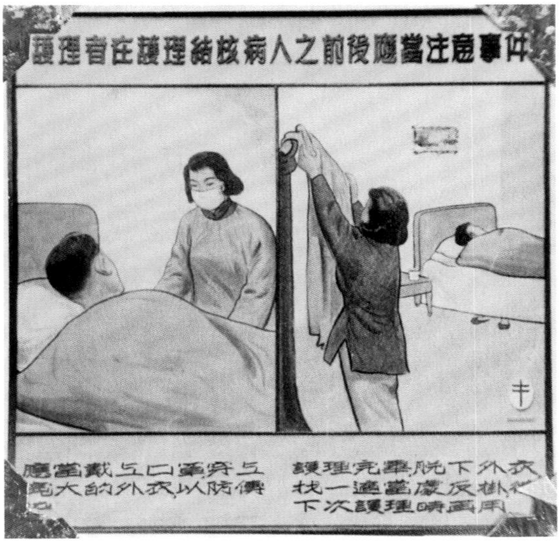

图 6-52　展板展示五十二

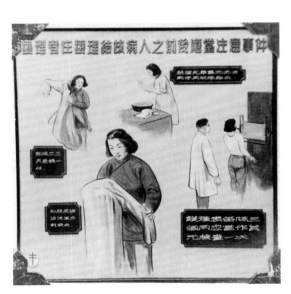

图 6-53　展板展示五十三

二、北京工矿防痨展（图6-54～图6-81）

北京工矿防痨展大约在20世纪50年代举办。

肺結核病是一種慢性的疾病·是廠礦中因病缺勤主要原因之一·爲了保障工人健康·提高生產率·我們必須大力進行廠礦防痨工作·

图6-54　展板展示一

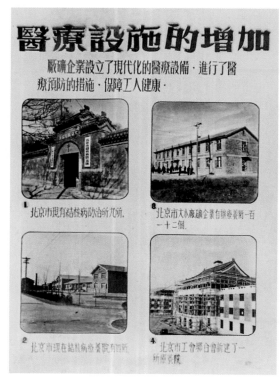

图6-55　展板展示二

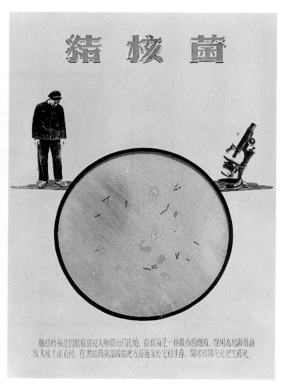

图6-56　展板展示三

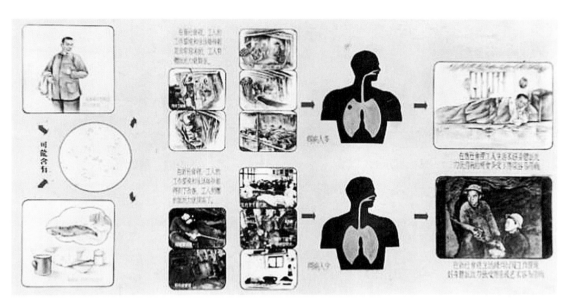

图 6-57　展板展示四

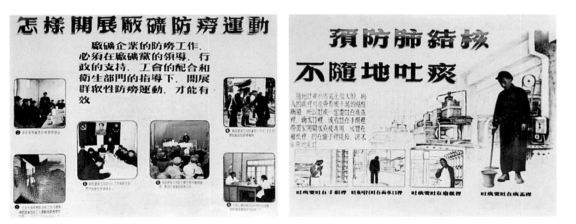

图 6-58　展板展示五　　　　　　　　图 6-59　展板展示六

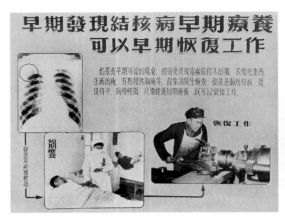

图 6-60　展板展示七

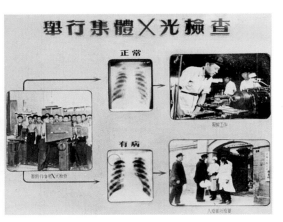

图 6-61　展板展示八

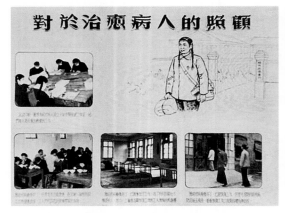

图 6-62　展板展示九

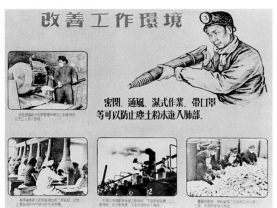

图 6-63　展板展示十

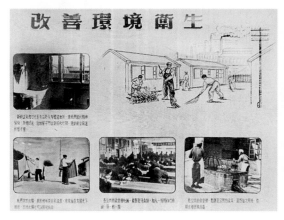

图 6-64　展板展示十一

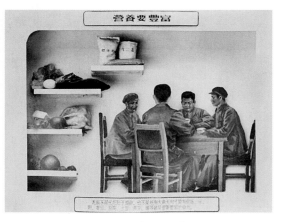

图 6-65　展板展示十二

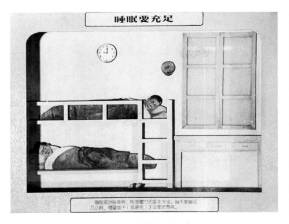

睡眠要充足

图 6-66　展板展示十三

參加適當的文娛活動

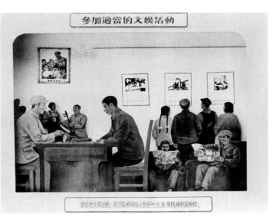

图 6-67　展板展示十四

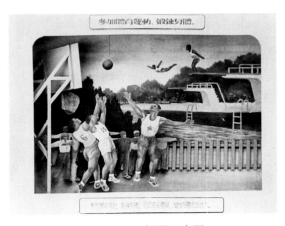

图 6-68　展板展示十五

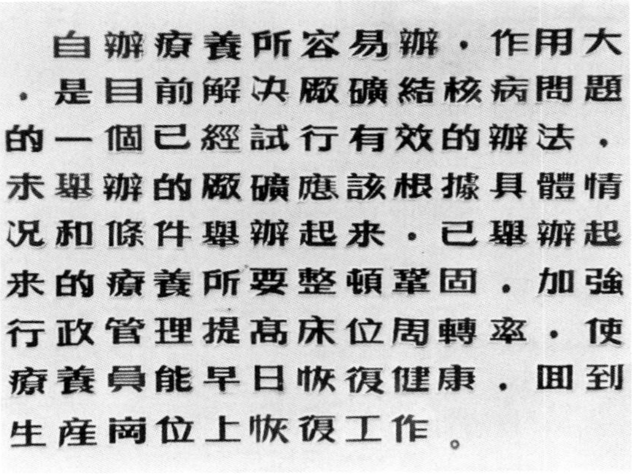

自辦療養所容易辦，作用大
，是目前解决廠礦結核病問題
的一個已經試行有效的辦法，
未舉辦的廠礦應該根據具體情
况和條件舉辦起來，已舉辦起
來的療養所要整頓鞏固，加強
行政管理提高床位周轉率，使
療養員能早日恢復健康，回到
生產崗位上恢復工作。

图 6-69　展板展示十六

廠礦自辦的肺結核病療養所
怎樣設立自辦療養所
自辦療養所的方針任務
自辦療養所的制度

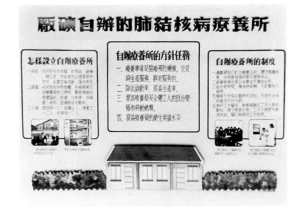

图 6-70　展板展示十七

互相联繫

北京市各結核病防治所的工作人員
按期到各自汲療養所協助指導工作.

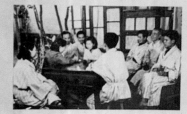

北京市实驗結核病防治所護士
在自汲療養所作訪視.

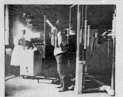

療養員到東單區結
核病防治所去複查.

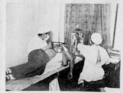

西單區結核病防治所的大
夫正在給工人作氣胸手術.

图 6-71 展板展示十八

文娱活动

適當的文娛活动能活躍療養生
活.使療養員不感覺到枯燥無味.

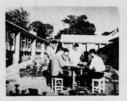

人民銀行的療養員
在玩撲克牌.

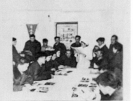

石景山鋼鐵廠夜間療
養所的療養員在看書報.

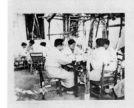

北影療養員
在遊戲.

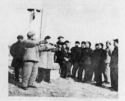

聯合療養所的療養員
在玩樂器.歌唱.

图 6-72 展板展示十九

醫護工作

療養員在自辦療養所內可以得到和
在醫院或療養院相同的醫護照顧.

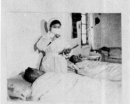

第四建築公司療養所的護
士量體溫記載在病歷上.

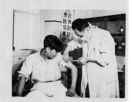

第四建築公司療養所的医護人員給
療養員打針.

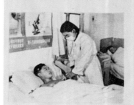

第四建築公司療養所的医師查病
房將病的進展變化作為處理的依據.

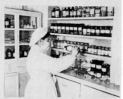

第四建築公司療養所的医護人員給
應服藥的療養員配藥.

图 6-73 展板展示二十

休 養

好好地休養是治疗肺結核病的基本方法.我國俗語說.七分休養三分藥品.苏联学
者尼赫其授說.治疗肺結核病的主要方法是改善生活方式.

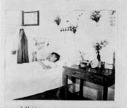

安靜的休息有益的閱讀是休養時
必須的.

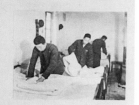

第四建築公司的療養員自己
將床鋪查得整.齊.

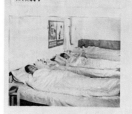

充足的睡眠是会增加身体的抵抗力
第四建築公司的疗養員正在休息.

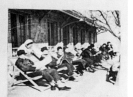

新鮮的空氣充足的陽光能使病早日疗癒
石景山鋼鐵廠的疗養員正在休息.

图 6-74 展板展示二十一

營養

結核病患者所需的營養品是蛋白質、醣、脂肪、維生素和礦物質。這些營養品都可以在食物中得到，適當的改善副食品可以增加療養員的營養。

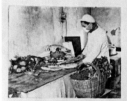

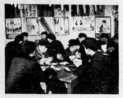

炊事員每日為療養員按譜配有營養的食譜這是第四建築公司的炊事員在配菜回來。

集體早餐可以增加食慾這是第四建築公司的療養員在吃早點。

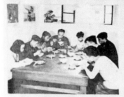

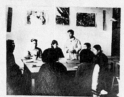

每次大鍋裡燒菜，使療養員吃到可口的午餐，這是電車公司的療養員在吃午餐。

為了把伙食搞好四〇一工廠的炊事員徵求療養員間對伙食的意見。

图 6-75　展板展示二十二

消毒

療養所內的食具、衣服、痰盒等都可以沾上結核菌，必須進行消毒。

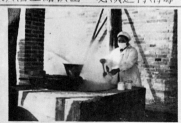

華北直屬第一公司將病人的衣服放在籠屜裡蒸，可以殺死結核菌。

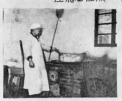

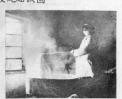

華北直屬第一公司療養所將病人的食具放在開水裡煮。

華北直屬第一公司療養所將病人的痰盒刷洗乾淨後也要用開水燙。

图 6-76　展板展示二十三

醫療体育

在療養所的醫護人員指導下，進行醫療体育，可以鞏固治療的成績及鍛鍊身体作為出所後恢復工作準備。

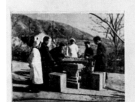

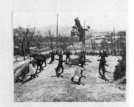

石景山鋼鐵廠的療養員在打克郎棋。

石景山鋼鐵廠的療養員在作体操。

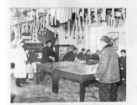

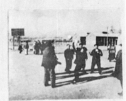

第四建築公司的療養員打乒乓球。

第四建築公司的療養員在玩球。

图 6-77　展板展示二十四

休養指導

可以提高療養員的養病信心，消除思想顧慮，增加防治結核病的常識。

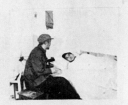

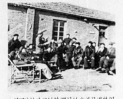

第四建築公司管理員和療養員個別談話可以了解療養員的情況。

第四建築公司的管理員給療養員講勞保條例使他們了解生了病政府對他們的照顧。

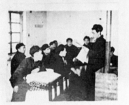

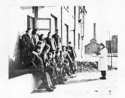

第四建築公司的管理員經常給療養員讀報提高知識。

為了提高療養員的衛生知識四〇一廠的醫務人員正在給療養員講解衛生常識。

图 6-78　展板展示二十五

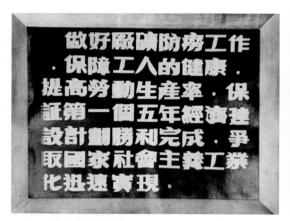

图 6-79　展板展示二十六

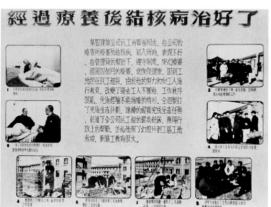

图 6-80　展板展示二十七

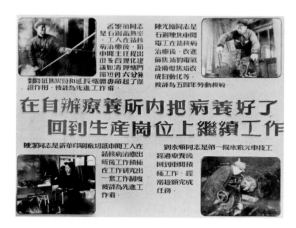

图 6-81　展板展示二十八

第七章　防痨火花

在过去很长时期,火柴是常见的日用品。火柴盒上张贴的画片——火花也成为火柴的特有标志,也是重要的收藏领域。党和国家十分重视结核病的宣传工作,充满智慧的结防工作者利用火花进行结核病科普宣传。

一、安徽省结核病防治所制作"预防结核病"系列

安徽省结核病防治所于1966年制作,全套四枚(图7-1～图7-4)。

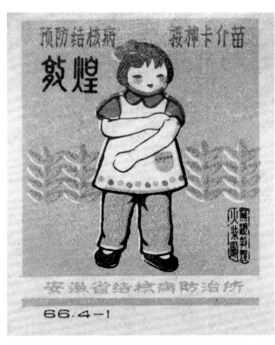

图7-1　火花展示一

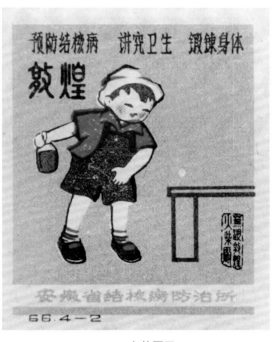

图7-2　火花展示二

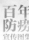

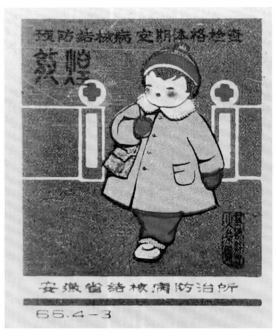

| 图 7-3　火花展示三 | 图 7-4　火花展示四 |

二、安徽桐庐火柴厂制作"结核病预防知识"系列

安徽桐庐火柴厂制作。全套 9 枚（图 7-5～图 7-13 ）。

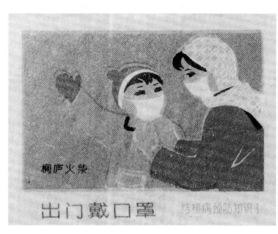

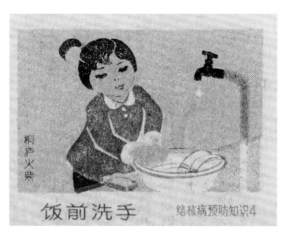

| 图 7-5　火花展示一 | 图 7-6　火花展示二 |

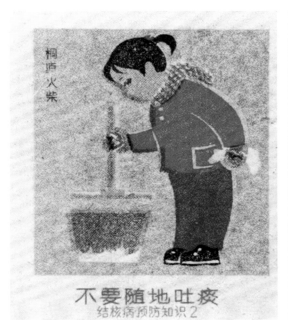

图 7-7　火花展示三

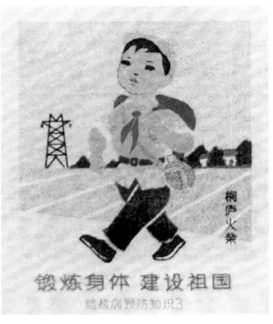

图 7-8　火花展示四

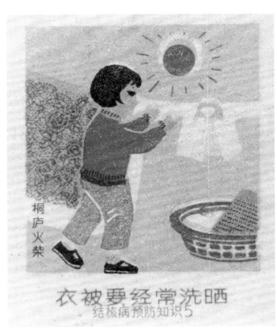

图 7-9　火花展示五

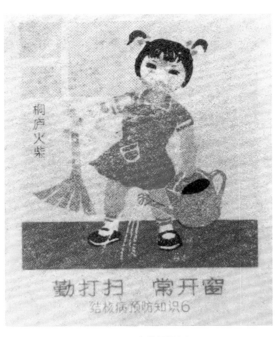

图 7-10　火花展示六

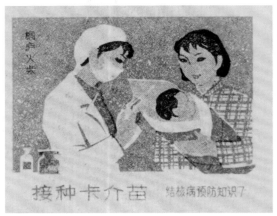

图 7-11　火花展示七

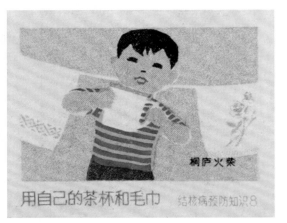

图 7-12　火花展示八

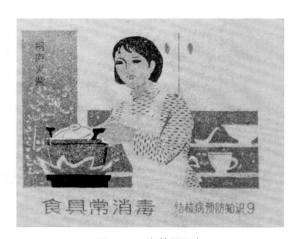

图 7-13　火花展示九

三、湖南湘江火柴厂制作"预防结核病"系列

湖南湘江火柴厂制作（图7-14～图7-18）。

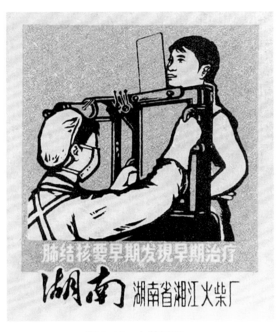

图 7-14　火花展示一

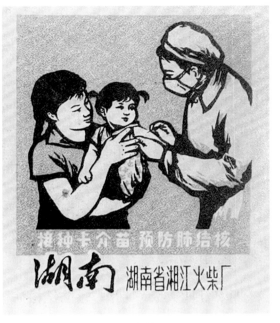

图 7-15　火花展示二

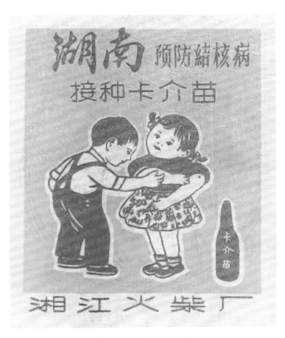

图 7-16　火花展示三

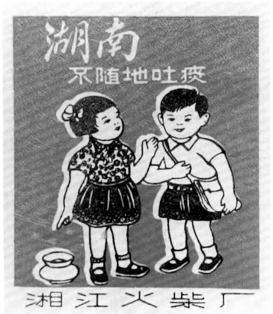

图 7-17　火花展示四

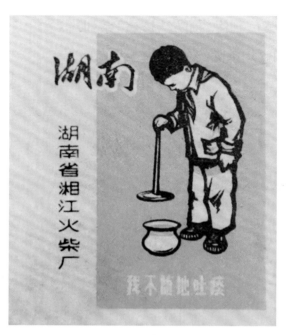

图 7-18　火花展示五

四、江西火柴厂制作"预防结核病"系列

江西火柴厂 1963 年制作。全套 6 枚。色彩艳丽，设计精美（图 7-19～图 7-24）。

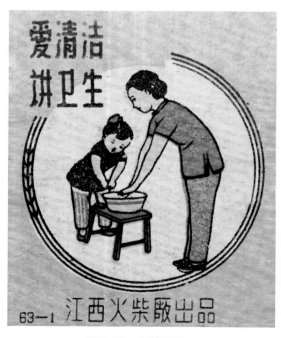

图 7-19　火花展示一

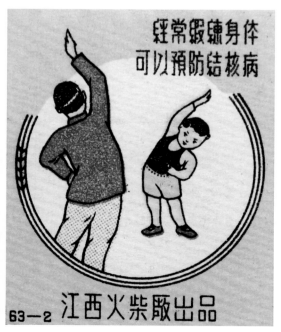

图 7-20　火花展示二

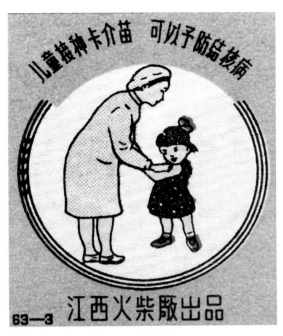

图 7-21　火花展示三

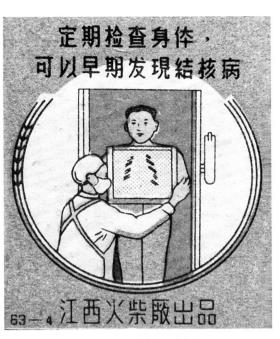

图 7-22　火花展示四

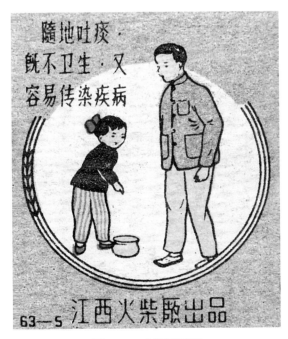

图 7-23　火花展示五

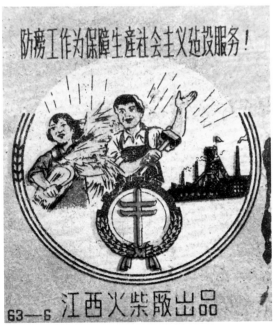

图 7-24　火花展示六

五、福州火柴厂制作"预防结核病"系列

福州火柴厂制作（图 7-25～图 7-27）。

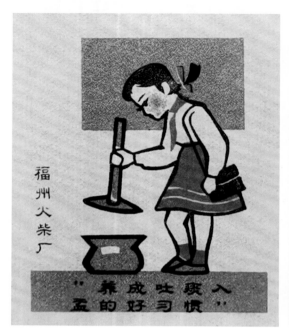

图 7-25　火花展示一

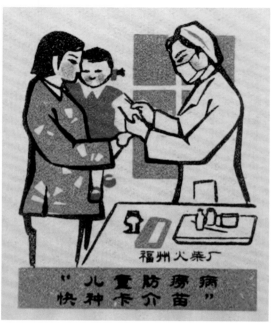

图 7-26　火花展示二

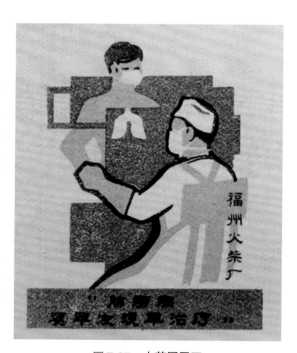

图 7-27　火花展示三

六、天津火柴厂制作"预防肺结核"系列

天津火柴厂制作（图 7-28～图 7-29）。

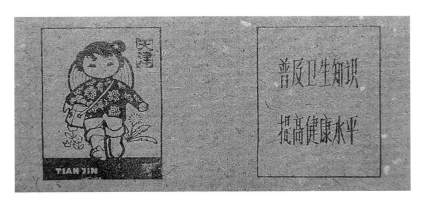

图 7-28　火花展示一

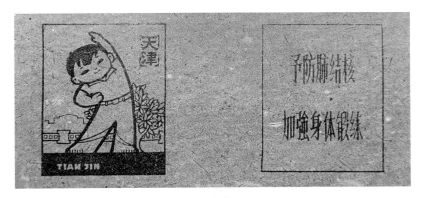

图 7-29　火花展示二

七、济南火柴厂制作"预防痨病"系列

山东省结核病防治所设计,济南火柴厂制作（图 7-30～图 7-31）。

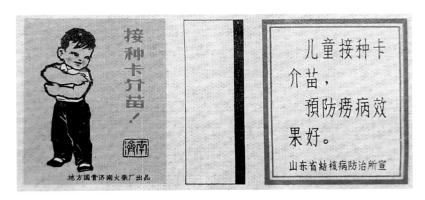

图 7-30　火花展示一

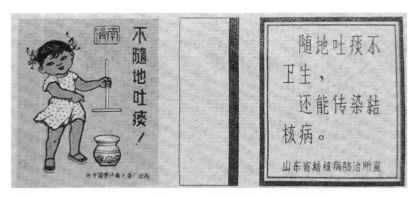

图 7-31 火花展示二

八、上海华光火柴厂制作"卫生宣传"系列

上海华光火柴厂制作（图 7-32～图 7-33）。

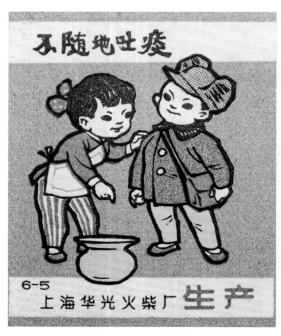

图 7-32 火花展示一

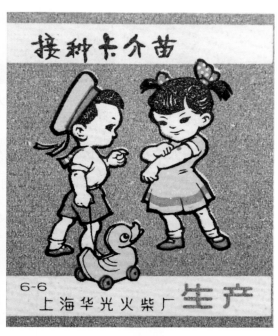

图 7-33 火花展示二

九、吉林火柴厂制作"预防结核病"系列

长春市结核病防治所设计，吉林火柴厂制作（图7-34～图7-40）。

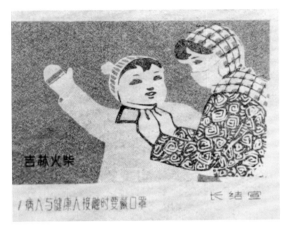

图 7-34　火花展示一

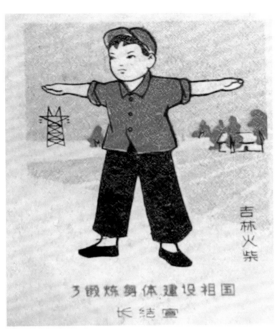

图 7-35　火花展示二

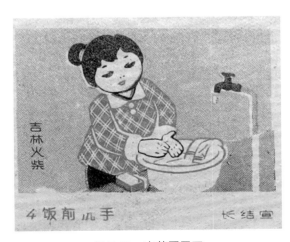

图 7-36　火花展示三

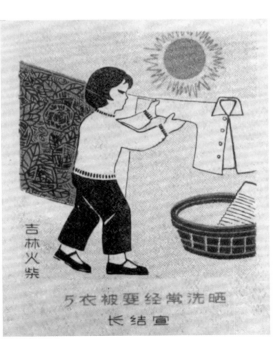

图 7-37　火花展示四

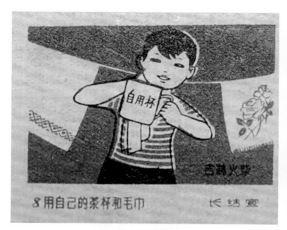

图 7-38　火花展示五

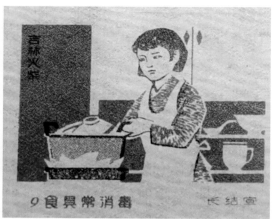

图 7-39　火花展示六

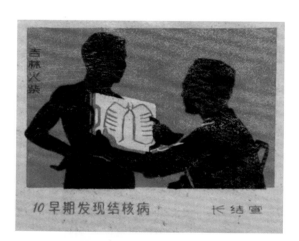

图 7-40　火花展示七

十、宁波正大火柴厂制作"预防结核病"系列

宁波正大火柴厂制作。全套 6 枚（图 7-41）。

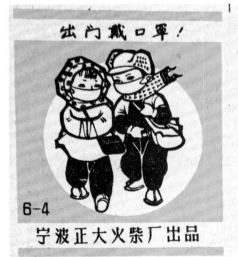

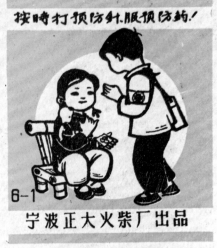

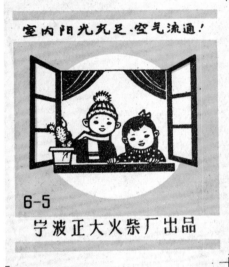

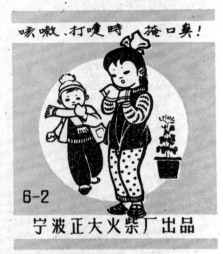

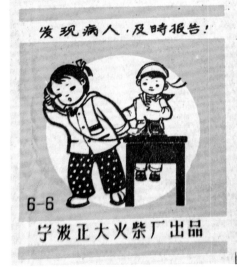

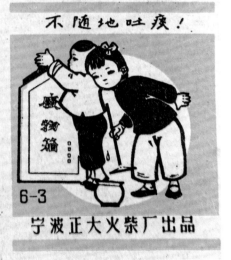

图 7-41　火花展示

第八章　防痨歌曲

歌曲通俗易懂,影响力大。使用歌曲也是结核病宣传重要形式。这几首防痨歌曲发表在不同时期的刊物上。时隔七八十年,翻唱出来,仍能感受到强烈的宣传效果和时代效果。

一、《防痨歌》

该歌曲发表于 1936 年《卫生月刊》第 6 卷第 8 期。由黎锦晖作词和作曲,中国防痨协会发布(图 8-1)。应该是当年权威性比较大的防痨歌曲。歌词把防痨与国家兴亡、人民健康紧紧联系在一起,听起来铿锵有力,朗朗上口。

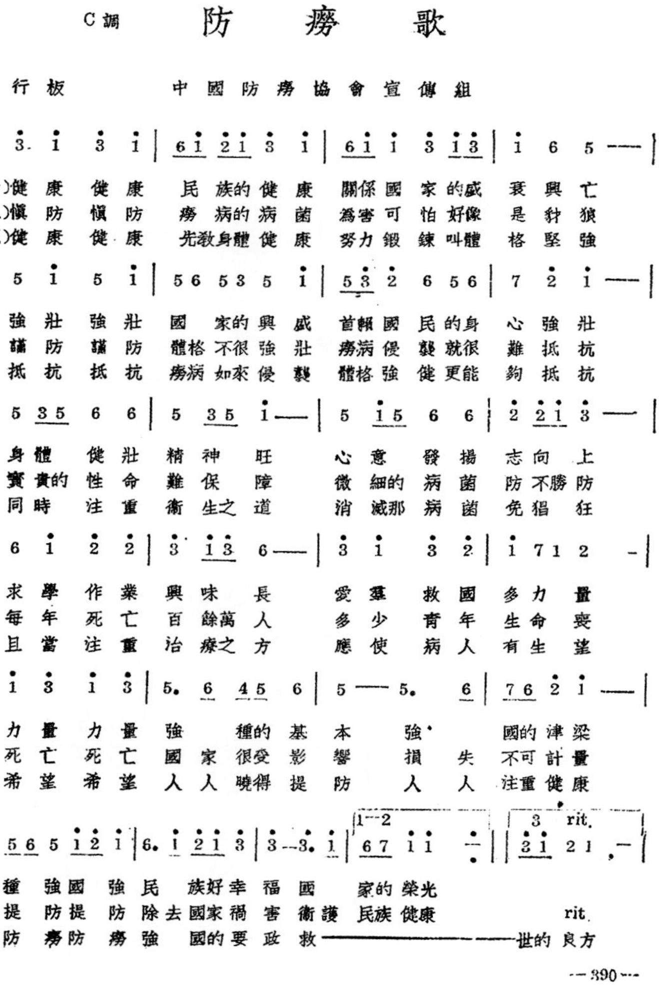

图 8-1　《防痨歌》歌谱

二、《防痨歌》

发表于 1947 年《中华健康杂志》第 9 卷第 5 期。耿守麟作词和作曲（图 8-2）。歌词不长，通俗易懂。

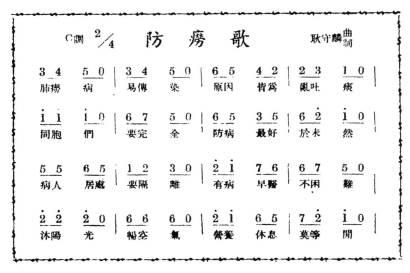

图 8-2　《防痨歌》歌谱

三、《禁止吐痰歌》

该歌曲发表于 1935 年《防痨》杂志第 1 卷第 6 期。作者为著名艺术家贺绿汀（图 8-3）。这也是贺绿汀早期的创作作品。

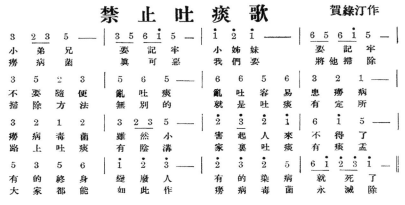

图 8-3　《禁止吐痰歌》歌谱

第九章 防痨宣传画

第一节 宣 传 画

宣传画具有直接、简单、通俗易懂等优势,还具有鲜明的时代特点,是结核病宣传的最主要形式(图9-1～图9-12)。

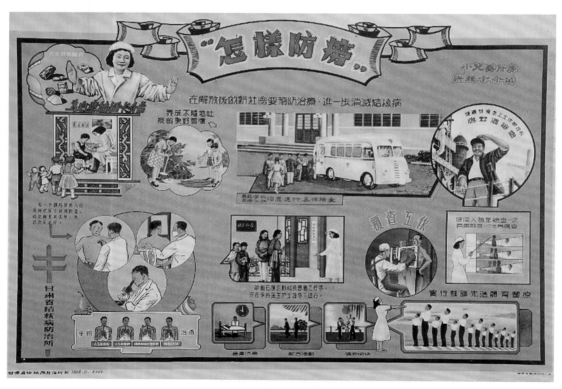

图9-1 怎样防痨(甘肃省结核病防治所 1958 年)

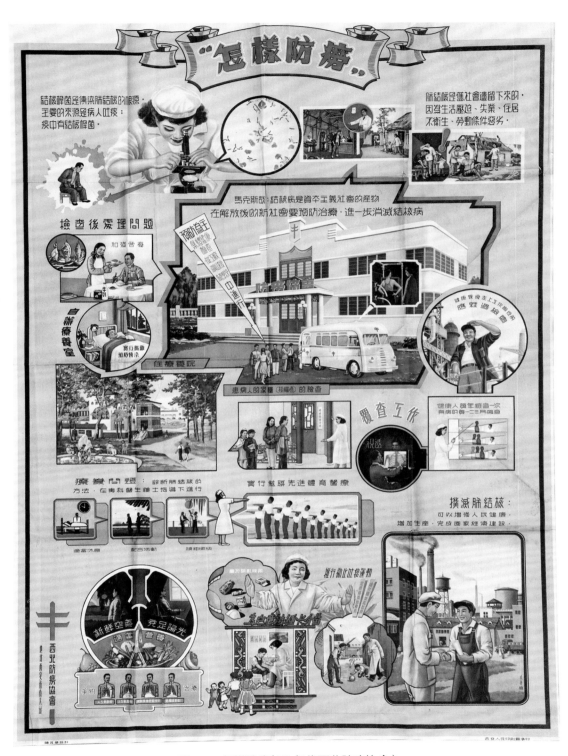

图 9-2 怎样防痨（50 年代西北防痨协会）

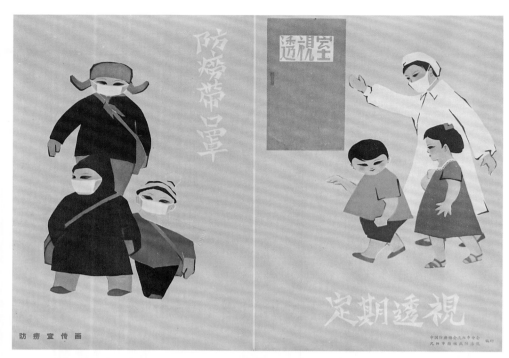

图 9-3   防痨宣传画（中国防痨协会沈阳市分会   沈阳市结核病防治院，20 世纪 60 年代）

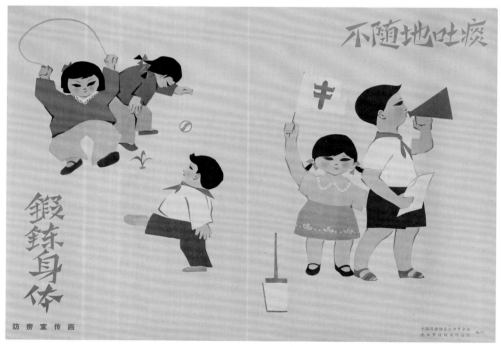

图 9-4   防痨宣传画（中国防痨协会沈阳市分会   沈阳市结核病防治院）

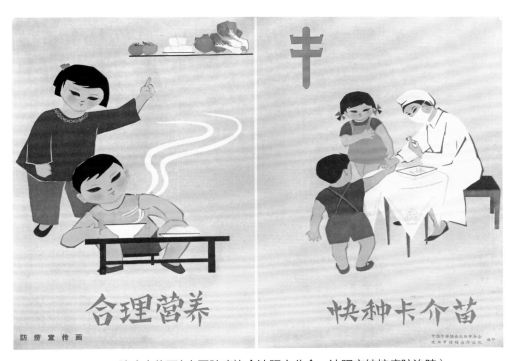

图 9-5 防痨宣传画（中国防痨协会沈阳市分会 沈阳市结核病防治院）

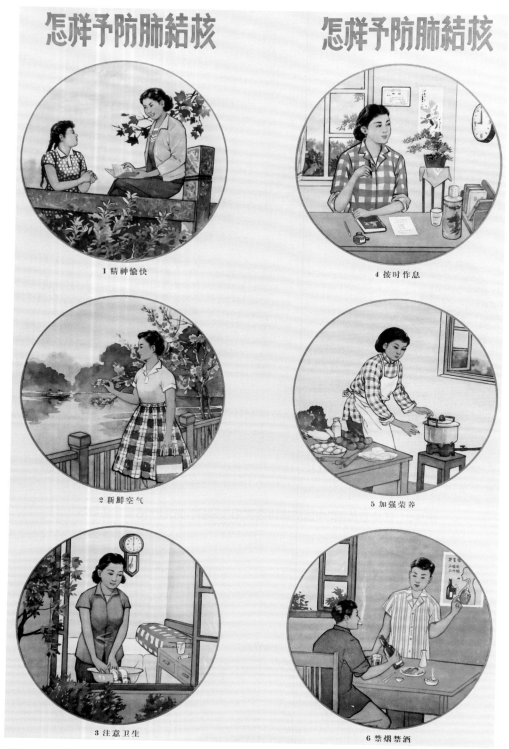

图 9-6 怎样预防肺结核(沈阳市结核病防治院 中国防痨协会沈阳市分会,20 世纪 50 年代)

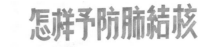

怎样予防肺結核　　　　　怎样予防肺結核

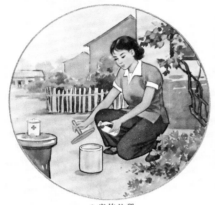

7 痰的处理

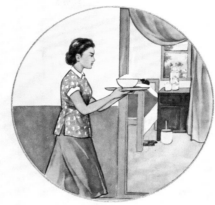

10 分室分餐

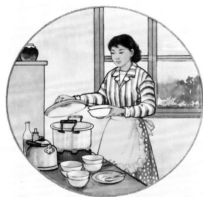

8 食具消毒

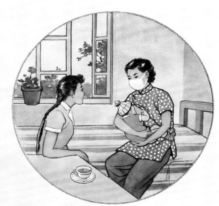

11 避免传染

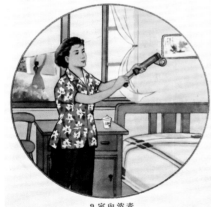

9 室内消毒

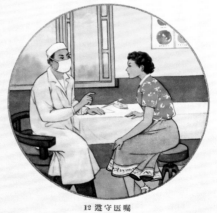

12 遵守医嘱

图 9-7　怎样预防肺结核（沈阳市结核病防治院　中国防痨协会沈阳市分会）

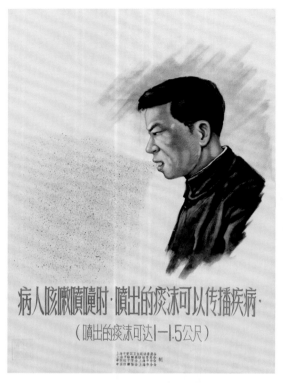 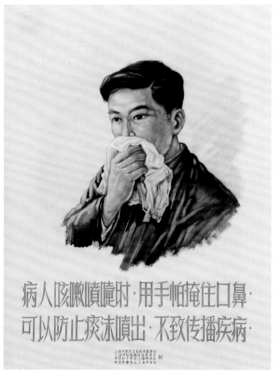

图 9-8　预防结核（上海市爱国卫生运动委员会等，　　图 9-9　预防结核（上海市爱国卫生运动委员会等）
20 世纪 50 年代）

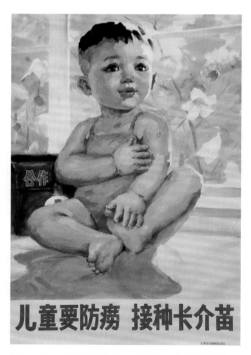

图 9-10　儿童要防痨　接种卡介苗（天津市
结核病防治院，20 世纪 70 年代）

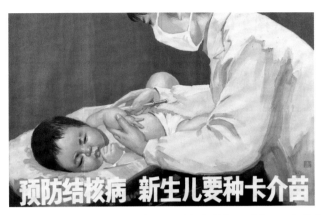

图 9-11　预防结核病　新生儿要种卡介苗（20 世纪 60 年代）

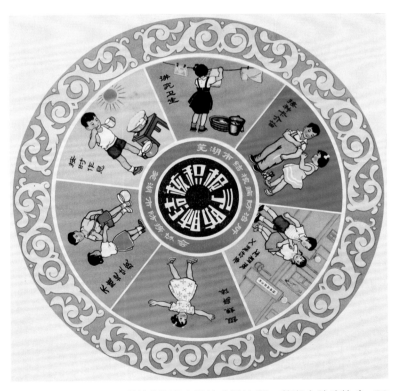

图 9-12　积极预防肺结核（芜湖市结核病防治所　芜湖市防痨协会，20
世纪 60 年代）

第二节　年　历

一、防痨故事年历（图 9-13）

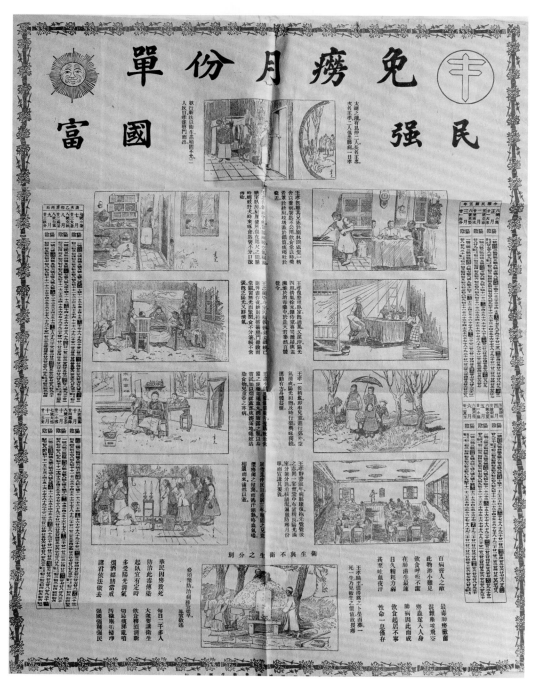

图 9-13　防痨故事年历（1917 年）

二、抗结核药物广告年历（图9-14、图9-15）

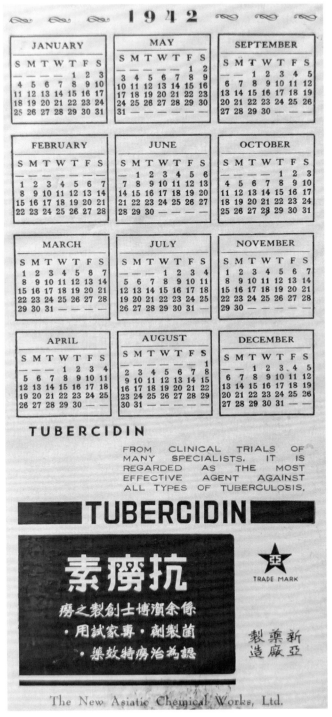

图 9-14　抗结核药物广告年历（1942 年）

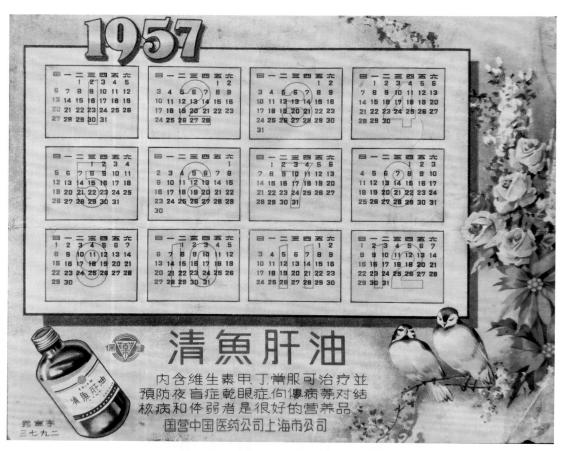

图 9-15　抗结核药物广告年历（1957 年）

三、上海医务工作者工会 上海市立肺结核病防治院委员会 1956 年年历（图 9-16）

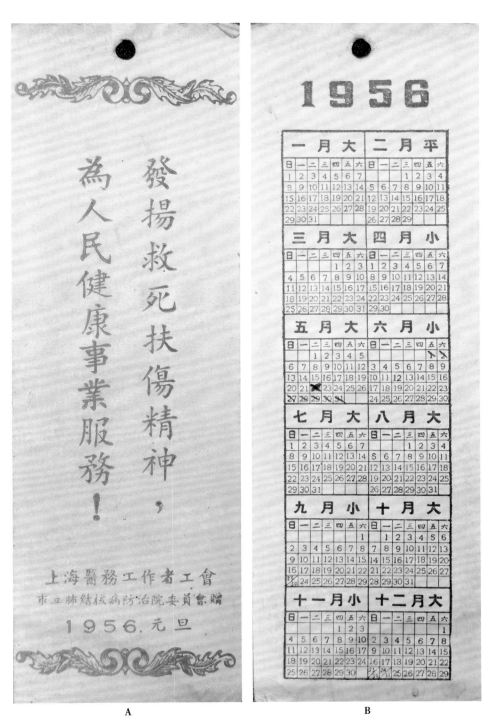

图 9-16 防痨年历（1956 年）
A. 正面；B. 背面。

四、沈阳市结核症中心防治所 1957 年年历（图 9-17）

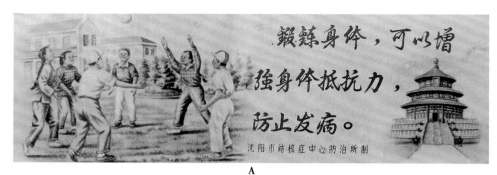

A

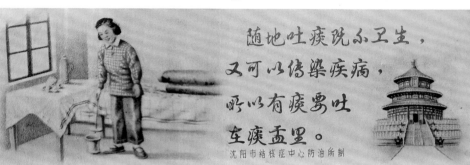

B

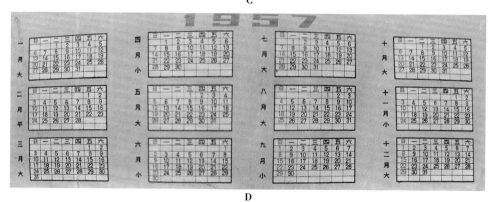

C

D

图 9-17 防痨年历（1957 年）

A～C. 正面；D. 背面。

五、南京市结核病防治院 1962年年历（图9-18）

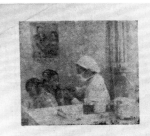

接种卡介苗

卡介苗接种到人体后，能使人产生对結核病的抵抗力，是预防結核病的有力武器。

及时給孩子接种卡介苗是父母的责任。

各医院卫生所都免費接种。

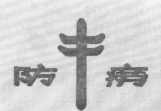

防痨病

預防肺癆病
接种卡介苗
定期检查
及时发现

南京市結核病防治院

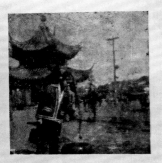

不 随 地 吐 痰

随地吐痰是一种坏习慣，不但影响市容整洁，而且会传播呼吸道疾病，尤其是肺結核病。

为了保持环境卫生，防止疾病传播，人人都应养成吐痰入盂的良好卫生习慣。

A

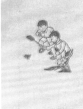
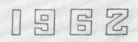

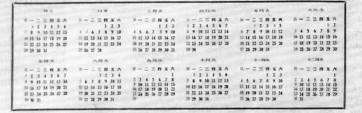

除害灭病　讲究卫生
工农增产　人寿年丰

B

图9-18　防痨年历（1962年）
A.正面；B.背面。

六、中国防痨协会上海分会　上海市结核病防治中心结防所 1987 年年历（图9-19）

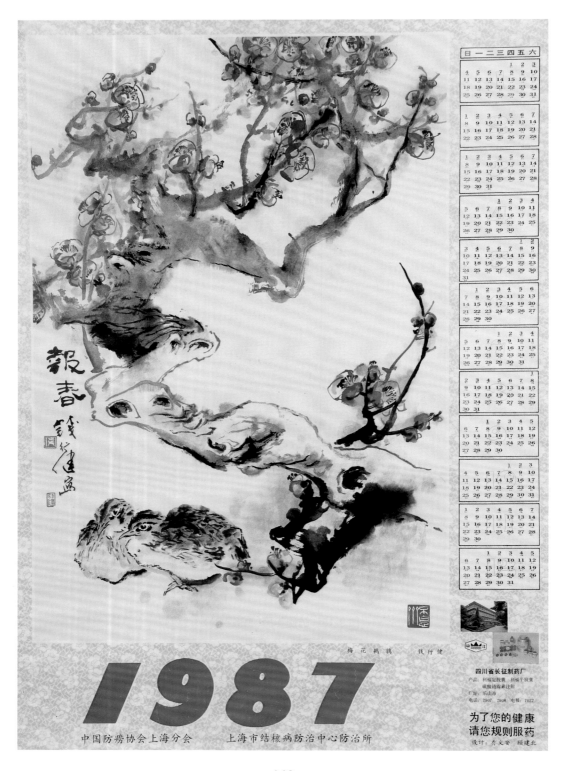

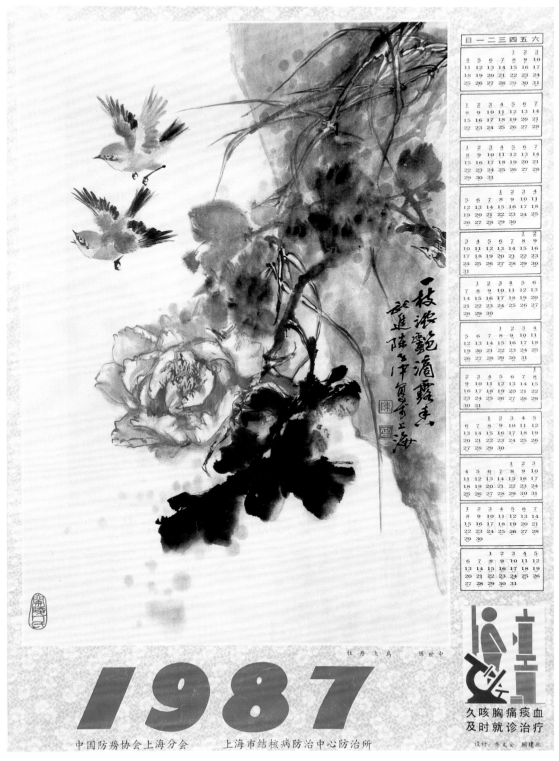

图 9-19　防痨年历（1987 年）

七、福建省福州结核病防治院　防治结核病宣传年历（图9-20～图9-22）

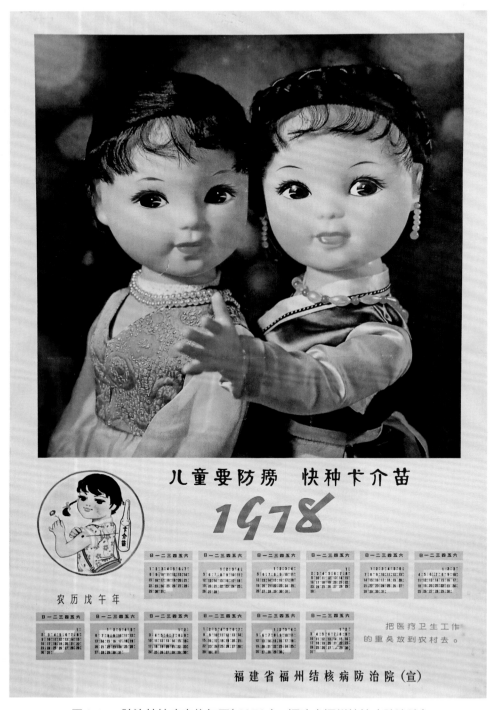

图 9-20　防治结核病宣传年历（1978年，福建省福州结核病防治院）

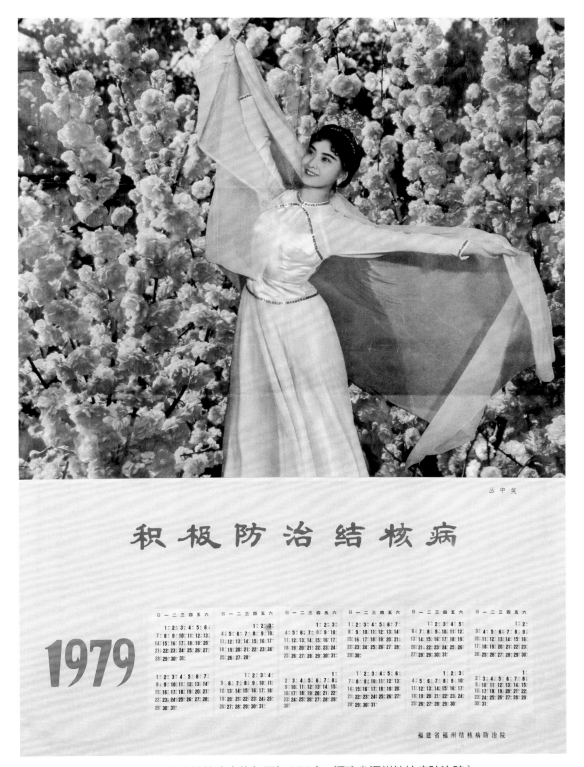

图 9-21　防治结核病宣传年历（1979 年，福建省福州结核病防治院）

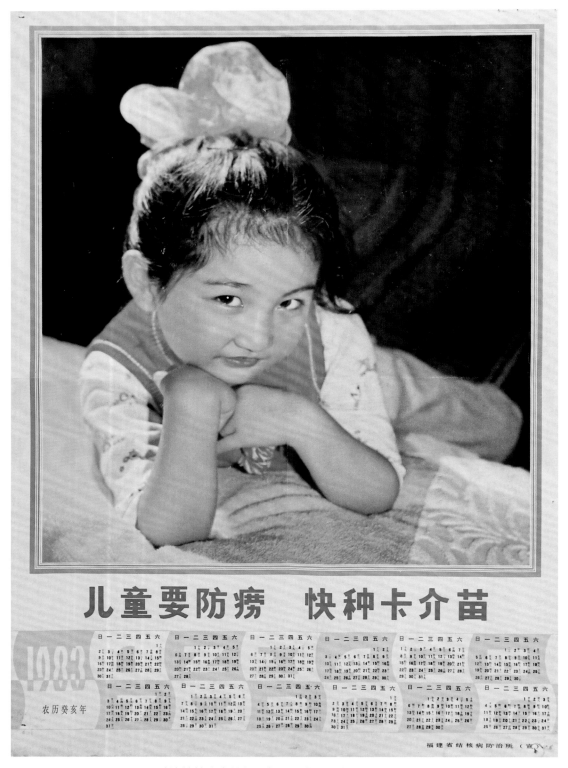

图 9-22　防治结核病宣传年历（1983 年，福建省福州结核病防治院）

八、其他（图9-23～图9-29）

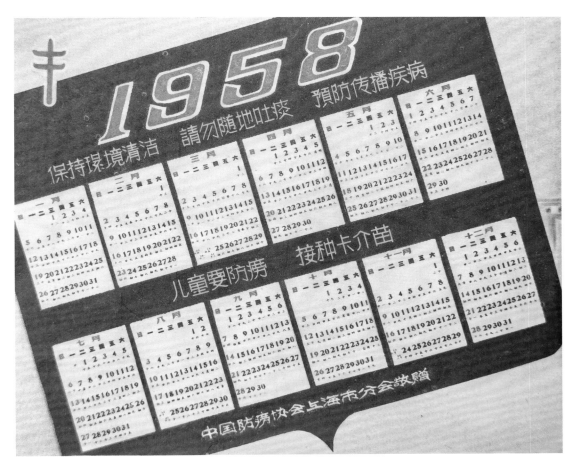

图 9-23　中国防痨协会上海市分会（1958 年）

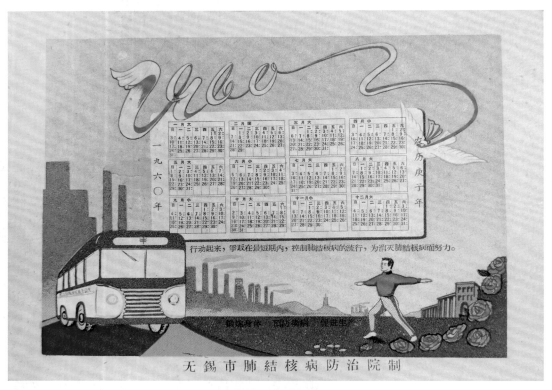

图 9-24　无锡市肺结核病防治院（1960 年）

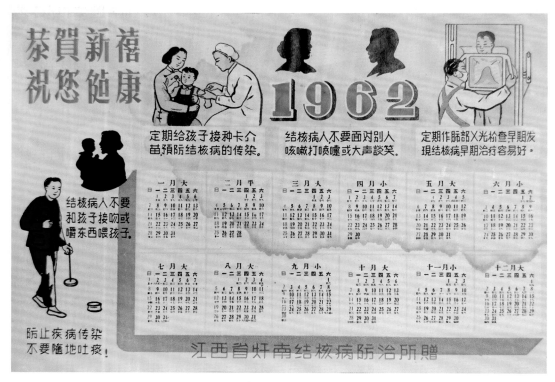

图 9-25　江西省赣南结核病防治所（1962 年）

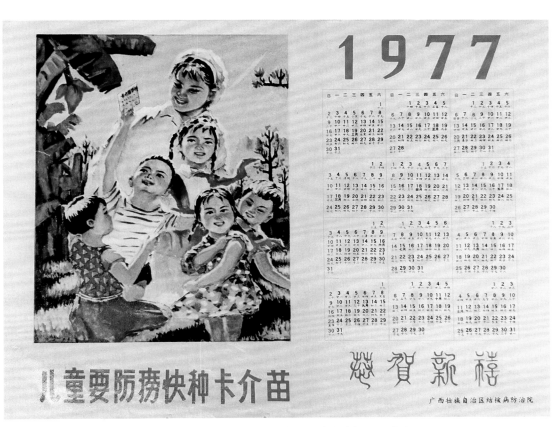

图 9-26　广西壮族自治区结核病防治院（1977 年）

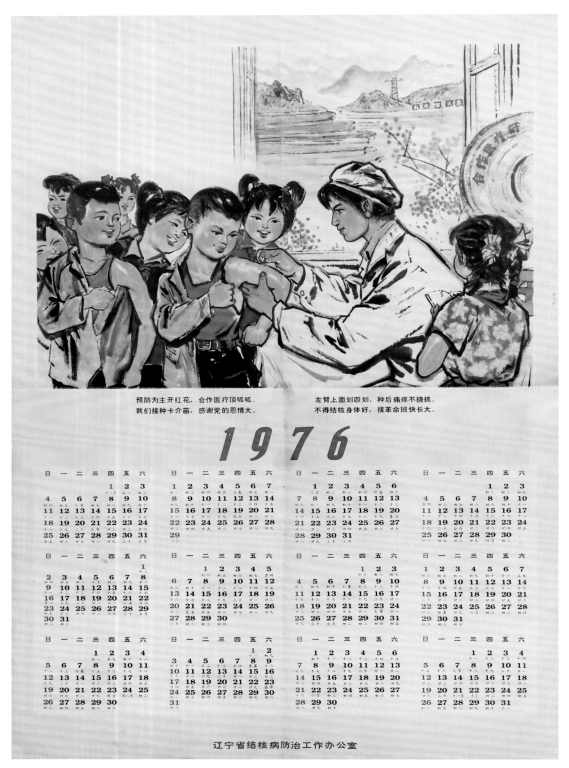

图 9-27　辽宁省结核病防治工作办公室（1976 年）

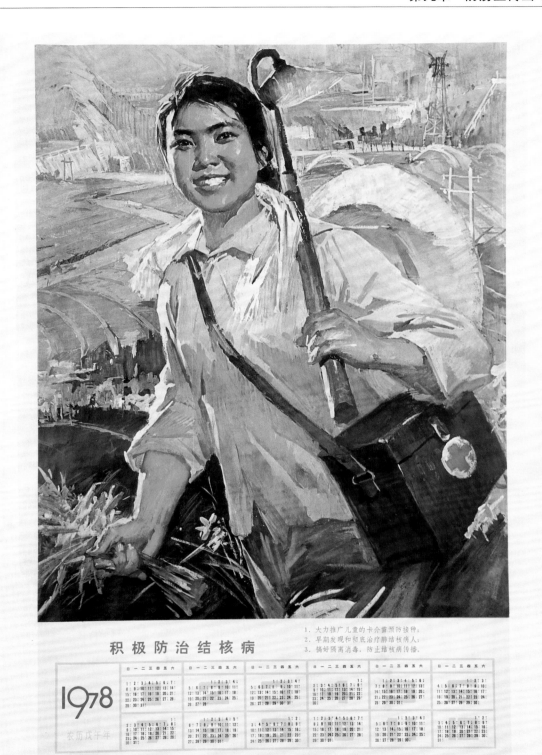

图 9-28 武汉市结核病防治院（1978 年）

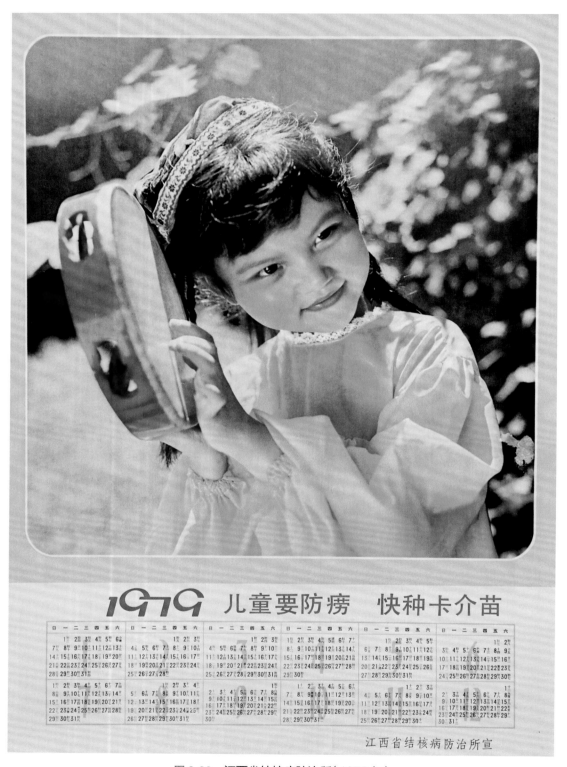

图 9-29　江西省结核病防治所（1979 年）

第三节　宣传标语

一、中国防痨协会山西分会（图 9-30）

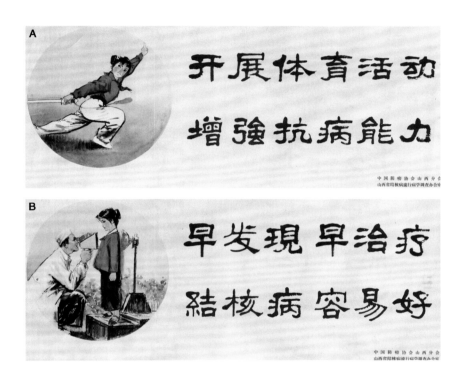

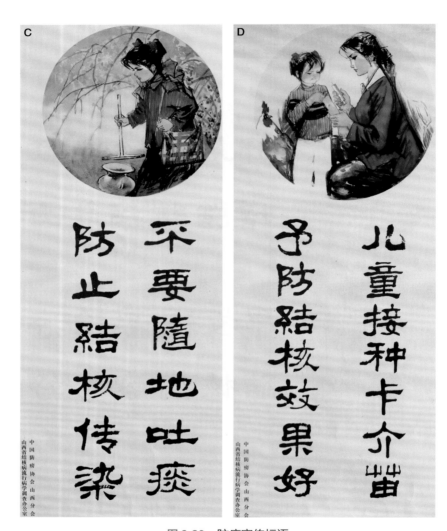

图 9-30　防痨宣传标语
中国防痨协会山西分会　山西省结核病流行病学调查办公室，20 世纪 70 年代。

二、石家庄市结核病防治所（图9-31）

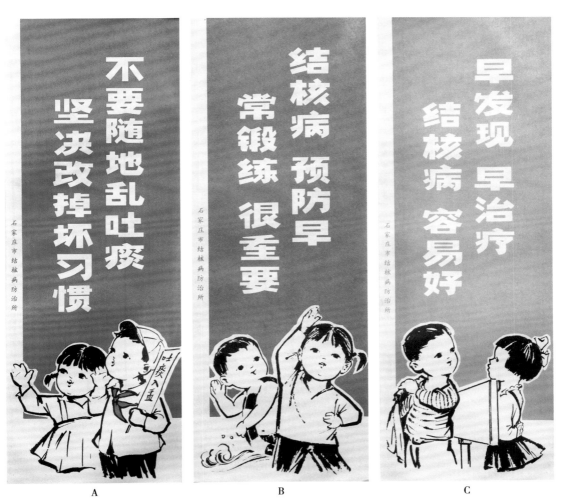

图9-31　防痨宣传标语
石家庄市结核病防治所，20世纪70年代。

三、杭州市卫生局（图9-32）

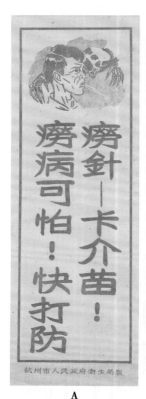

A

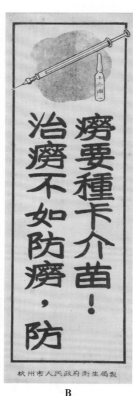

B

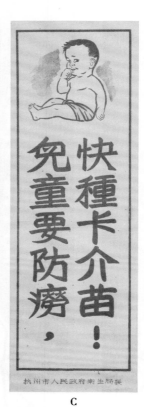

C

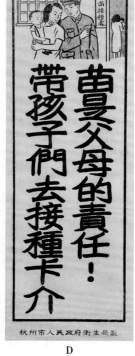

D

图9-32　防痨宣传标语

杭州市卫生局，20世纪50年代。

四、黑龙江省结核病防治所（图9-33）

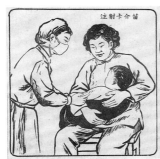

注射卡介苗
口服卡介苗

儿童要防痨，
快种卡介苗。

黑龙江省结核病防治所

A

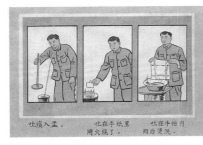

吐痰入盂。　吐在手纸里　吐在手帕内
　　　　　用火烧了。　而后烫洗。

随地吐痰不卫生·
还能传染結核病。

黑龙江省结核病防治所

B

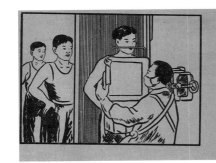

定期的健康检查·是
预防痨病、保障健康、
增加生产的有利保证。

黑龙江省结核病防治所

C

图9-33　防痨宣传标语
黑龙江省结核病防治所，20世纪70年代。

五、鞍山市结核病防治所 鞍钢结核病防治所（图9-34）

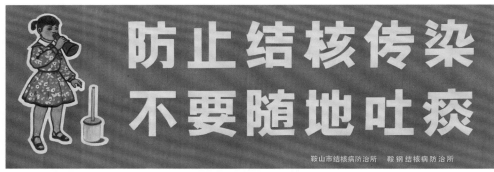

A

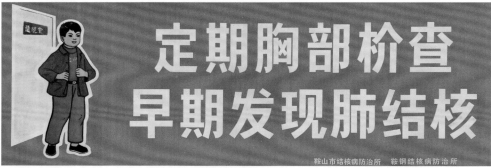

B

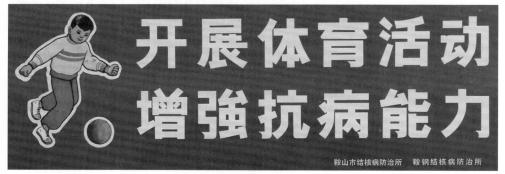

C

图 9-34 防痨宣传标语
鞍山市结核病防治所 鞍钢结核病防治所，20世纪70年代。

六、其他（图 9-35～图 9-38）

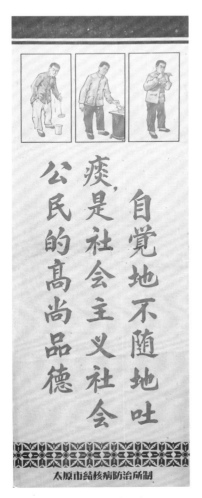

图 9-35　防痨宣传标语
太原市结核病防治所，20 世纪 50 年代。

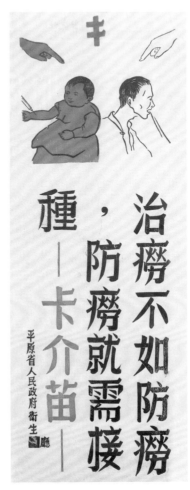

图 9-36　防痨宣传标语
原平原省卫生厅，20 世纪 50 年代。

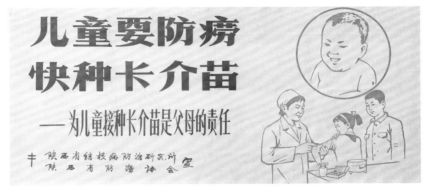

图 9-37　防痨宣传标语
陕西省结核病防治研究所　陕西省防痨协会，20 世纪 70 年代。

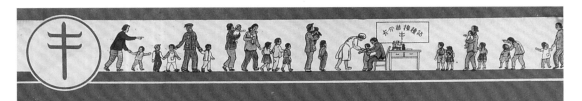

儿童要防痨，快种卡介苗·

痨病又叫结核病，	咳嗽吐痰还发烧，
身体黄又瘦，	混身无气力，
得病误生产，	儿童误学习，
传染把人害，	真是健康敌，
要得身体壮，	予防是第一。
卡介苗·卡介苗，	抵抗痨病有功效，
世界各国都采用	几千万人已种到，
说来手续也简单	种过儿童都很好，
先把试验针来打	三天之后看分晓，
反应如果是阴性	立刻接种卡介苗，
接种地方有些红，	发个泡儿就会消，
卡介苗来作用大，	体内产生抗力高，
痨菌胆敢来侵犯，	就能把它消灭掉，
父亲母亲爱儿女，	不要错过好时机，
快带孩子去接种，	身强力壮多欢喜，
儿童健康有保障，	父母安心搞生产，
生产建设大跃进，	共产主义早实现。

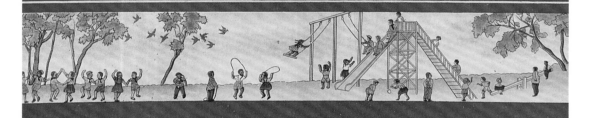

济南市结核病防治所制

图 9-38　防痨宣传标语
济南市结核病防治所，20 世纪 50 年代。

第四节　彩色挂图

一、结核病疗养常识图

中国防痨协会嘉兴分会（图 9-39～图 9-48 ）。

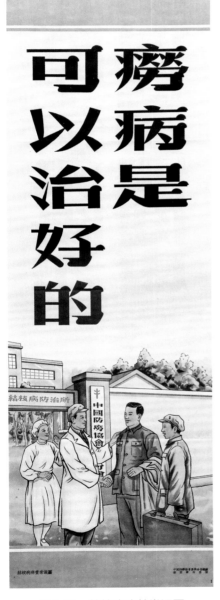

图 9-39　结核病疗养常识图
中国防痨协会嘉兴分会，20 世纪 50 年代。

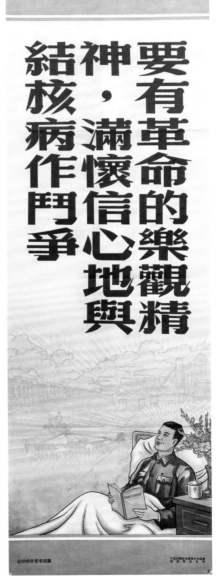

图 9-40　结核病疗养常识图
中国防痨协会嘉兴分会，20 世纪 50 年代。

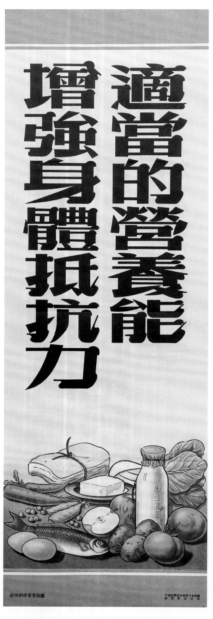

图 9-41　结核病疗养常识图
中国防痨协会嘉兴分会，20 世纪 50 年代。

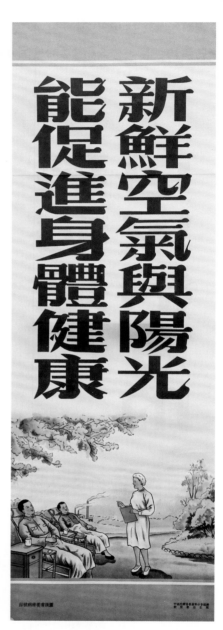

图 9-42　结核病疗养常识图
中国防痨协会嘉兴分会，20 世纪 50 年代。

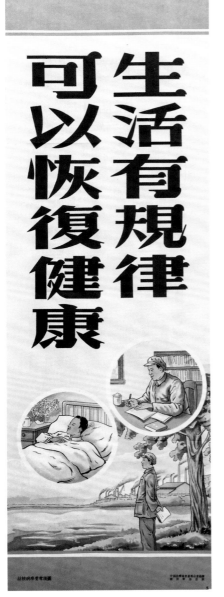

图 9-43　结核病疗养常识图
中国防痨协会嘉兴分会, 20 世纪 50 年代。

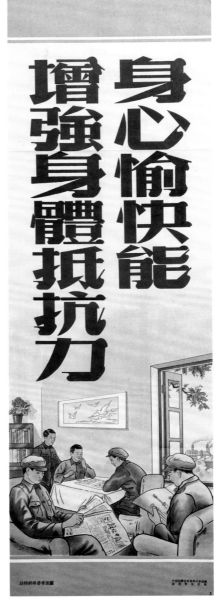

图 9-44　结核病疗养常识图
中国防痨协会嘉兴分会, 20 世纪 50 年代。

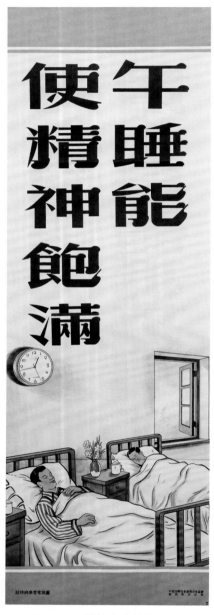

图 9-45　结核病疗养常识图
中国防痨协会嘉兴分会，20 世纪 50 年代。

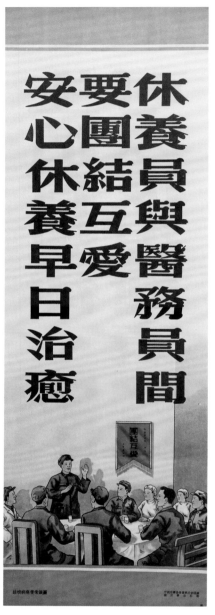

图 9-46　结核病疗养常识图
中国防痨协会嘉兴分会，20 世纪 50 年代。

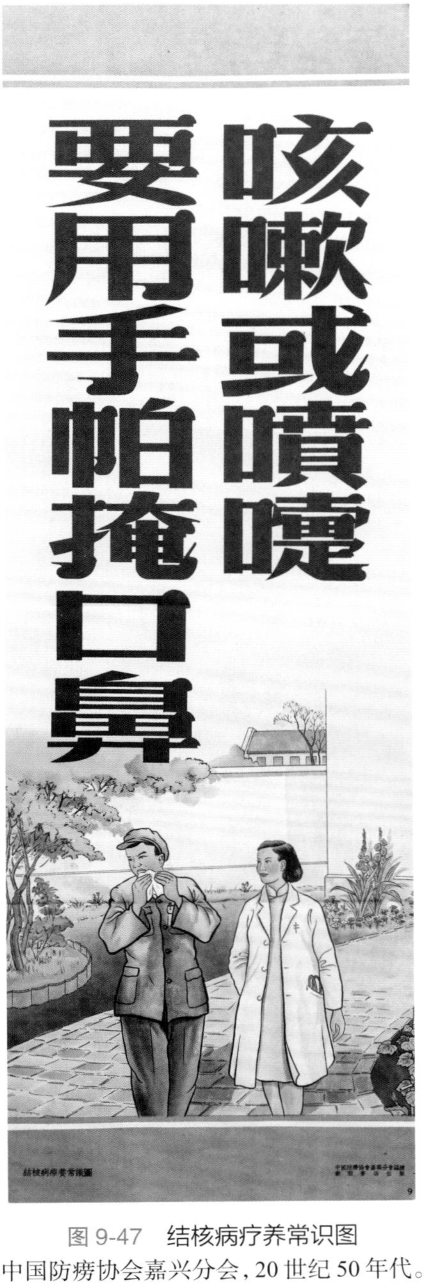

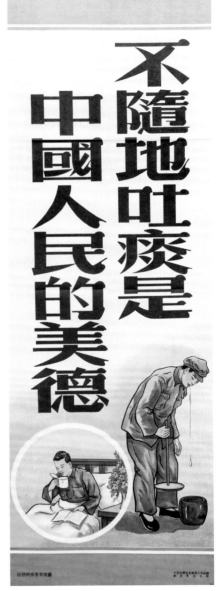

要用手帕掩口鼻 咳嗽或喷嚏

图 9-47　结核病疗养常识图
中国防痨协会嘉兴分会，20 世纪 50 年代。

不随地吐痰是 中國人民的美德

图 9-48　结核病疗养常识图
中国防痨协会嘉兴分会，20 世纪 50 年代。

二、结核病防治宣传图

武汉市结核病防治院（图9-49～图9-54）。

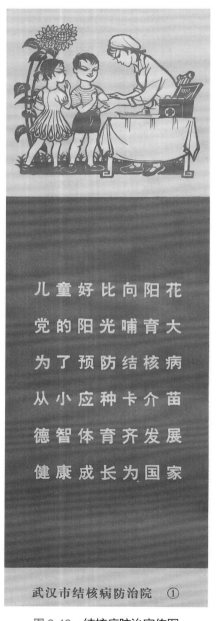

儿童好比向阳花
党的阳光哺育大
为了预防结核病
从小应种卡介苗
德智体育齐发展
健康成长为国家

武汉市结核病防治院　①

图 9-49　结核病防治宣传图
武汉市结核病防治院，20世纪60年代。

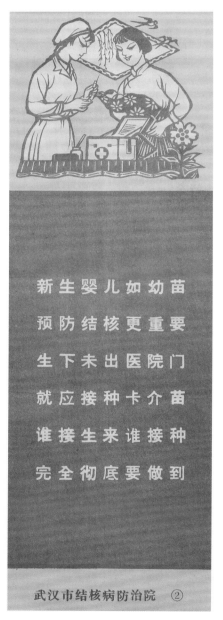

新生婴儿如幼苗
预防结核更重要
生下未出医院门
就应接种卡介苗
谁接生来谁接种
完全彻底要做到

武汉市结核病防治院　②

图 9-50　结核病防治宣传图
武汉市结核病防治院，20世纪60年代。

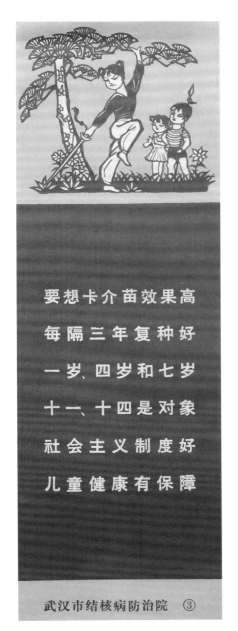

图 9-51　结核病防治宣传图
武汉市结核病防治院，20 世纪 60 年代。

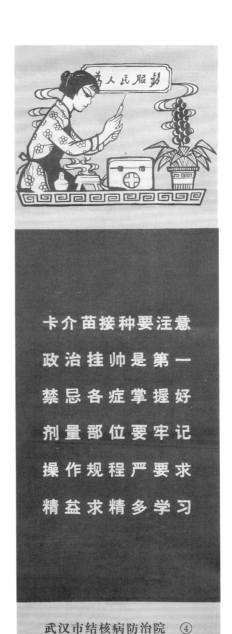

图 9-52　结核病防治宣传图
武汉市结核病防治院，20 世纪 60 年代。

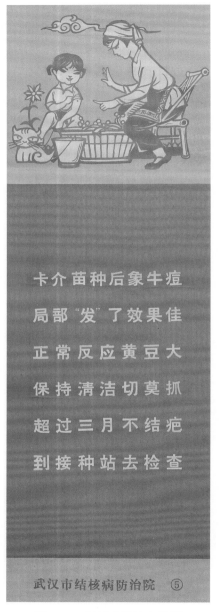

卡介苗种后象牛痘

局部"发"了效果佳

正常反应黄豆大

保持清洁切莫抓

超过三月不结疤

到接种站去检查

武汉市结核病防治院　⑤

图 9-53　结核病防治宣传图
武汉市结核病防治院，20 世纪 60 年代。

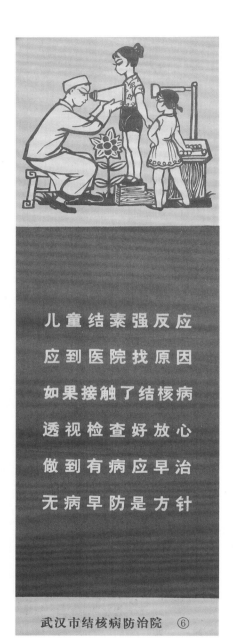

儿童结素强反应

应到医院找原因

如果接触了结核病

透视检查好放心

做到有病应早治

无病早防是方针

武汉市结核病防治院　⑥

图 9-54　结核病防治宣传图
武汉市结核病防治院，20 世纪 60 年代。

三、防治结核病常识图

武汉市结核病防治所（图 9-55～图 9-66 ）。

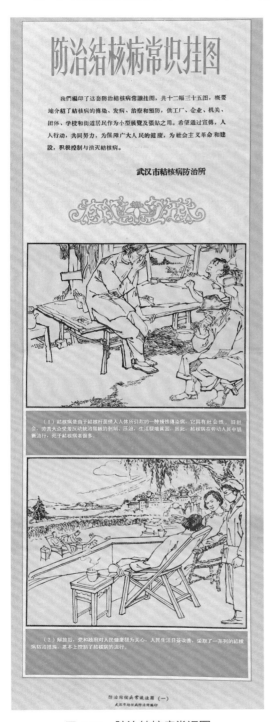

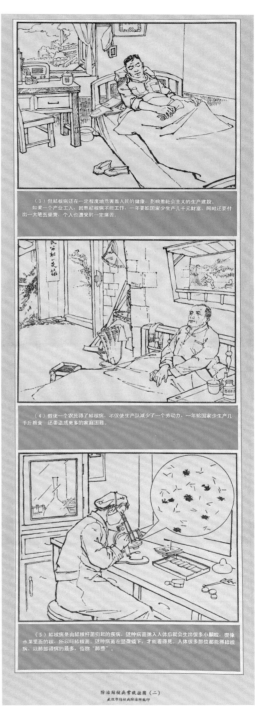

图 9-55　防治结核病常识图
武汉市结核病防治所，20 世纪 50 年代。

图 9-56　防治结核病常识图
武汉市结核病防治所，20 世纪 50 年代。

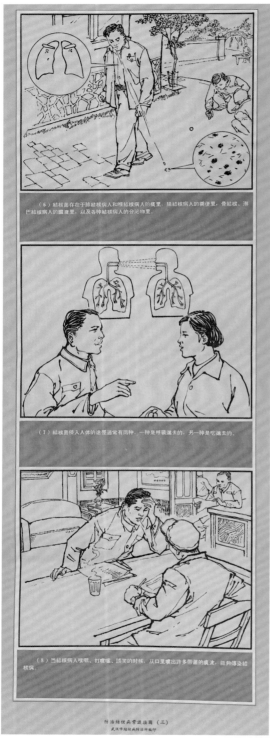

图 9-57　防治结核病常识图
武汉市结核病防治所，20 世纪 50 年代。

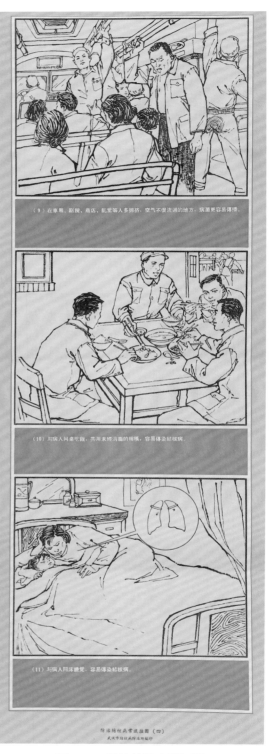

图 9-58　防治结核病常识图
武汉市结核病防治所，20 世纪 50 年代。

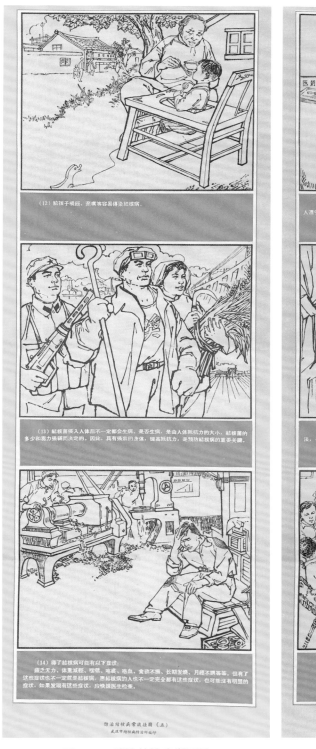

图 9-59　防治结核病常识图
武汉市结核病防治所，20 世纪 50 年代。

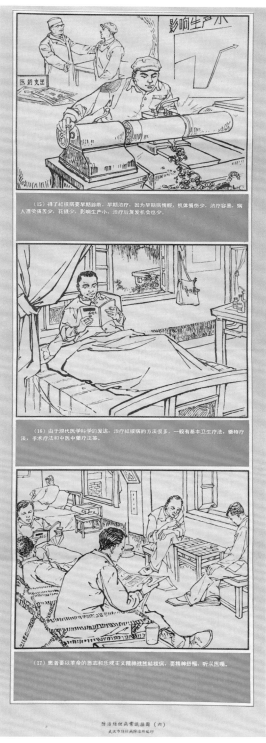

图 9-60　防治结核病常识图
武汉市结核病防治所，20 世纪 50 年代。

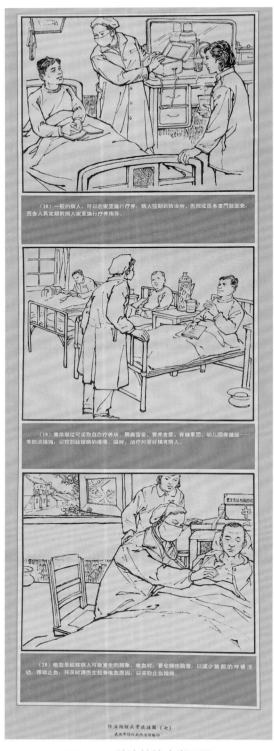

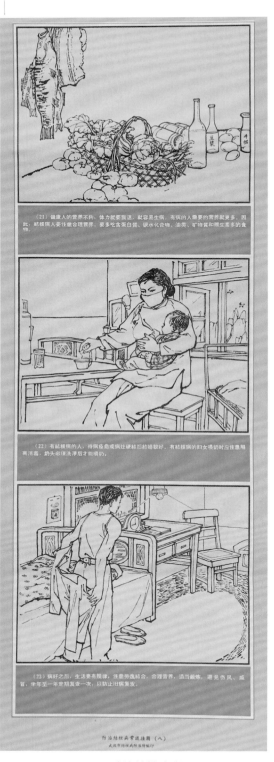

图 9-61　防治结核病常识图
武汉市结核病防治所，20 世纪 50 年代。

图 9-62　防治结核病常识图
武汉市结核病防治所，20 世纪 50 年代。

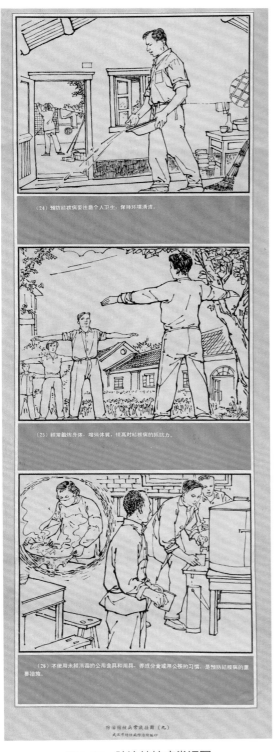

图 9-63 防治结核病常识图
武汉市结核病防治所，20 世纪 50 年代。

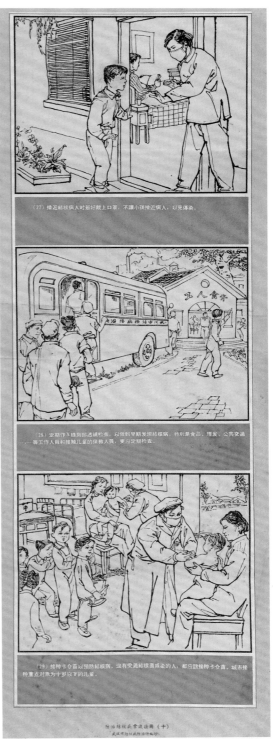

图 9-64 防治结核病常识图
武汉市结核病防治所，20 世纪 50 年代。

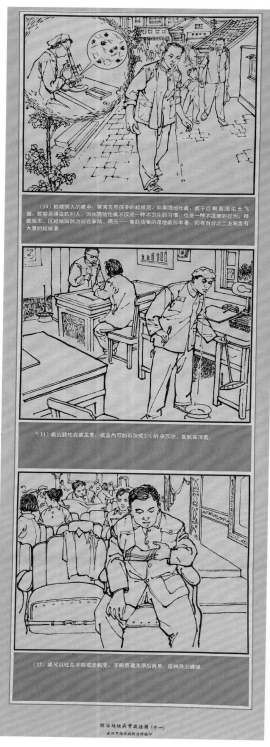

图 9-65　防治结核病常识图
武汉市结核病防治所，20 世纪 50 年代。

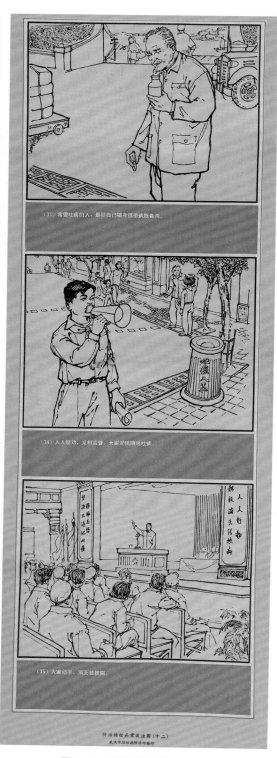

图 9-66　防治结核病常识图
武汉市结核病防治所，20 世纪 50 年代。

第十章　专家题词

　　众多结核病专家除了在业务方面有专长外，在书法方面也具有很高造诣。王德理、吴霁棠、阚冠卿就是他们中的代表。几位专家的书法作品如图 10-1～图 10-3 所示。

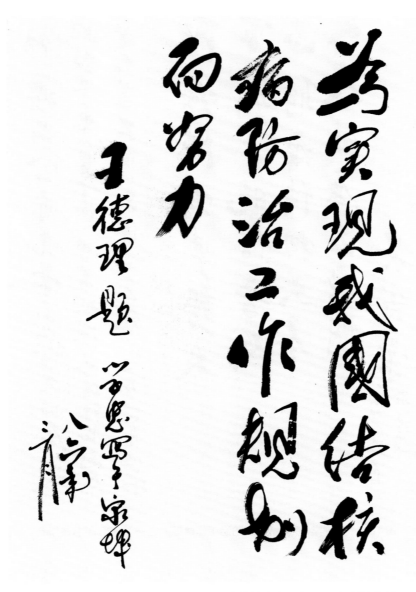

图 10-1　王德理（山东结核病防治工作奠基人之一）1986 年书法作品

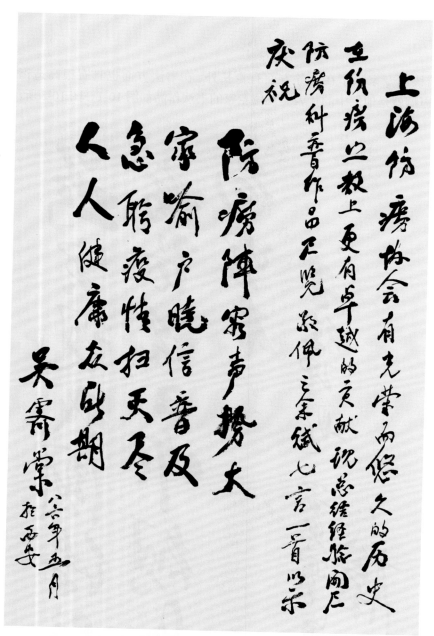

庆祝

上海防痨协会有光荣而悠久的历史

主後痨以教上更有卓越的贡献现总结经验同尼

防痨科普作品展览谨佛之集缀七言一首以祝

防痨阵容声势大

家喻户晓信普及

急防疫情扫天尽

人人健康在乱期

吴霁棠于西安 八六年五月

图 10-2 吴霁棠（陕西结核病防治工作奠基人之一）1986 年书法作品

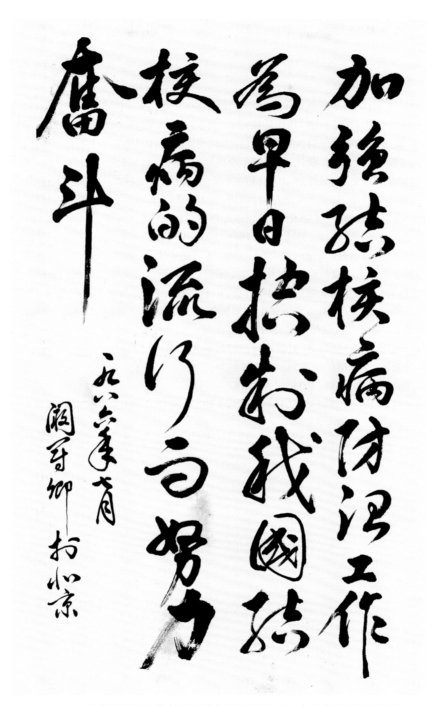

图 10-3　阚冠卿（北京结核病防治工作奠基人之一）1986 年书法作品

参考文献

［1］屠德华. 双红十字：国际防痨标记简介. 中国防痨杂志, 2006, 28（2）: 86.

［2］乔文安. 中国防痨史料（第一辑）中国防痨标志. 北京：中国防痨协会, 1983: 51-52.

［3］王忠仁, 张本. 中国结核病学科发展史. 北京：当代中国出版社, 1997: 211-212.

［4］王道均. 防痨附捐票之检讨. 浙江新闻副刊：中国邮报, 1949（11）: 2.

［5］泳泳. 防痨邮花底历史. 尚美邮刊, 1948（17）: 6-8.

［6］宣道声. 防痨圣诞封票. 高级少年团月刊, 1939, 2（12）: 14-15.

［7］中国防痨协会的工作动态. 防痨通讯（创刊号）, 1948, 1（1）: 3-5.

［8］欧阳静戈. 新年防痨章与防痨. 防痨通讯, 1948, 1（3）: 10-11.

［9］上海防痨协会. 上海结核病防治工作特辑. 上海：上海防痨协会, 1950: 17.

［10］佚名. 防痨会将发售圣诞防痨花签. 中国红十字会上海国际委员会救济月刊, 1938, 1（7）: 3.

［11］上海防痨协会, 上海结核病防治协调委员会, 广东/成都/重庆/南京/宁波/北平/天津/青岛/芜湖防痨协会. Anti-tuberculosis New Year seal. 中华医学会杂志（英文版）, 1947, 65（9-10）: 337-339.

［12］李亮, 高静韬, 逄宇, 等. 防痨邮票. 2022. 内部出版.

［13］中国防痨协会宣传组. 防痨歌. 卫生月刊, 1936, 6（8）: 390.

［14］耿守麟. 防痨歌. 中华健康杂志, 1947, 9（5）: 20.

［15］贺绿汀. 禁止吐痰歌. 防痨, 1935, 1（6）: 328.

［16］李亮, 唐神结, 刘宇红. 画说结核（1949—1999）. 北京：清华大学出版社, 2021.